荣 获

◎ 第七届统战系统出版社优秀图书奖

◎ 入选原国家新闻出版广电总局、全国老龄工作委员会
办公室首届向全国老年人推荐优秀出版物名单

◎ 入选全国图书馆2013年度好书推选名单

◎ 入选农家书屋重点出版物推荐目录（2015年、2016年）

名医与您谈疾病丛书

白癜风
（第二版）

学术顾问◎钟南山　陈灏珠　郭应禄　王陇德
　　　　　葛均波　张雁灵　陆　林

总　主　编◎吴少祯

执行总主编◎夏术阶　李广智

主　　　编◎朱光斗

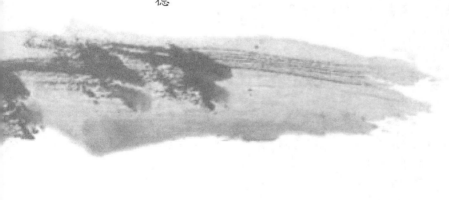

中国健康传媒集团
中国医药科技出版社

内 容 提 要

　　本书以问答的形式对白癜风的发生原因、临床表现、治疗办法、康复措施以及预防白癜风发生和复发的方法等做了详细阐述。内容深入浅出，文字通俗易懂，科学性、实用性强，可供白癜风患者及临床医生阅读参考。

图书在版编目（CIP）数据

白癜风 / 朱光斗主编 .—2 版 .—北京：中国医药科技出版社，2021.1
（名医与您谈疾病丛书）
ISBN 978-7-5214-2006-7

Ⅰ . ①白…　Ⅱ . ①朱…　Ⅲ . ①白癜风—防治—普及读物　Ⅳ . ① R758.4-49

中国版本图书馆 CIP 数据核字（2020）第 172546 号

美术编辑　陈君杞
版式设计　南博文化

出版　**中国健康传媒集团** | 中国医药科技出版社
地址　北京市海淀区文慧园北路甲 22 号
邮编　100082
电话　发行：010-62227427　邮购：010-62236938
网址　www.cmstp.com
规格　710×1000mm $^1/_{16}$
印张　12
字数　180 千字
初版　2009 年 4 月第 1 版
版次　2021 年 1 月第 2 版
印次　2022 年 1 月第 2 次印刷
印刷　北京市密东印刷有限公司
经销　全国各地新华书店
书号　ISBN 978-7-5214-2006-7
定价　36.00 元

获取新书信息、投稿、为图书纠错，请扫码联系我们。

《名医与您谈疾病丛书》
编委会

出版者的话

党的十八大以来，以习近平同志为核心的党中央把"健康中国"上升为国家战略。十九大报告明确提出"实施健康中国战略"，把人民健康放在优先发展的战略地位，并连续出台了多个文件和方案，《"健康中国2030"规划纲要》中就明确提出，要加大健康教育力度，普及健康科学知识，提高全民健康素养。而提高全民健康素养，有效防治疾病，有赖于知识先导策略，《名医与您谈疾病丛书》的再版，顺应时代潮流，切合民众需求，是响应和践行国家健康发展战略———普及健康科普知识的一次有益尝试，也是健康事业发展中社会治理"大处方"中的一张有效"小处方"。

本次出版是丛书的第三版，丛书前两版出版后，受到广大读者的热烈欢迎，并获得多项省部级奖项。随着新技术的不断发展，许多观念也在不断更新，丛书有必要与时俱进地更新完善。本次修订，精选了44种常见慢性病（有些属于新增病种），病种涉及神经系统疾病、呼吸系统疾病、消化系统疾病、心血管系统疾病、内分泌系统疾病、泌尿系统疾病、皮肤病、风湿类疾病、口腔疾病、精神心理疾病、妇科疾病和男科疾病等，分别从疾病常识、病因、症状表现、诊断与鉴别诊断、治疗和预防保健等方面，进行全方位的解读；写作形式上采用老百姓最喜欢的问答形式，活泼轻松，直击老百姓最关心的健康问题，全面关注患者的需求和疑问；既适用于患者及其家属全面了解疾病，也可供医务工作者向患者介绍病情和相关防治措施。

　　本丛书的编者队伍专业权威，主编都长期活跃在临床一线，其中不乏学科带头人等重量级名家担任主编，七位医学院士及专家（钟南山、陈灏珠、郭应禄、王陇德、葛均波、陆林、张雁灵）担任丛书的学术顾问，确保丛书内容的权威性、专业性和前沿性。本丛书的出版不仅是全体患者的福音，更是推动健康教育事业的有力举措。

　　本丛书立足于对疾病和健康知识的宣传、普及和推广工作，目的是使老百姓全面了解和掌握预防疾病、科学生活的相关知识和技能，希望丛书的出版对于提升全民健康素养，有效防治疾病，起到积极的推动作用。

中国医药科技出版社

2020年6月

再版前言

　　白癜风是一种易诊而难治的皮肤病。此种疾病多见于青壮年，不仅影响美容，而且对生活、学习与工作也有一些影响，有时甚至会导致患者丧失某些职业的就业机会，造成身心损害。据调查，全世界人群中白癜风的平均发病率为1%~2%，近年来还有升高的趋势。在皮肤科的患者来信及网络诊疗平台中，有关白癜风的咨询也位列前面。因此，如何认识与防治白癜风是患者和医生共同关心的问题。作者根据数十年来防治此病的经验，将来自各地数以万计的信件中提到的问题加以归纳，以问答形式详细阐述白癜风的有关知识，使广大患者对白癜风的发病原因、症状表现、治疗方法、预防措施等有较全面、深刻的了解。同时，对于目前在防治白癜风方面存在的一些问题，作者在书中也提出了自己的见解，以便基层医务人员提高业务水平，增强疾病防治能力。

　　《白癜风》一书自出版发行以来，深受广大读者欢迎。但随着医疗科技的不断进步，白癜风这一疾病的诊疗理念和方法又有了新的变化。为及时向读者传递这些新进展，本书进行修订再版。本着更新、补缺、纠正的原则，我们更新了内容，纠正了过时的观点。本书内容力求深入浅出，文字通俗易懂，具备科学性、实用性，希望能对广大的白癜风患者及基层医务人员有所帮助。

　　因存在个体差异，本书涉及的治疗用药须在医师指导下使用。

朱光斗

2020年9月

目录

常识 篇

病因篇

症 状 篇

诊断与鉴别诊断篇

治疗篇

预防保健篇

常 识 篇

- ◆ 何谓白斑?
- ◆ 什么叫白癜风?
- ◆ 白癜风是怎样形成的?
- ◆ 人体皮肤颜色是由哪些因素构成的?
- ◆ 黑色素是怎样产生的?
- ◆ ……

何谓白斑？

白斑是指皮肤、黏膜处出现比正常肤色浅的斑片，主要是由于皮肤色素减退或色素脱失所造成的。

（1）白斑是怎样形成的：白斑可以是先天性的，也可以是获得性的。先天性白斑可能是胚胎发育期间的各种原因造成的，一般在出生时或出生后不久皮肤即出现发白的斑片，譬如无色素痣、贫血痣、无色素性色素失禁症等，这些白斑的分布一般比较局限或有一定的特征性，白斑的颜色也不会非常白。随着生长发育，这些白斑在稳定后既不会消退也不会向周围明显扩大。后天性的白斑原因很多。由于皮肤直接与外界环境接触，因此皮肤出现白斑既有内在的原因，又可能由外界环境因素，如日晒、化学物品、真菌感染等造成。有许多皮肤疾病可以出现皮肤色素减退或色素脱失。有的炎症性皮肤病可以在皮损的局部出现白斑，这些白斑在出现前一般都有其他炎症性皮肤病，譬如湿疹、银屑病等，破坏了皮肤基底层的黑素细胞，造成了皮肤色素脱失。有的白斑是由于长时间日光照射所造成的，称为日光性白斑；有的白斑是由于光、风及饮食不均衡等因素造成的，譬如单纯糠疹中所见到的白斑；有的白斑是在接触橡胶、生石灰、腐蚀剂等化学成分后出现的，称为职业性白斑；有的白斑是由于真菌感染后，真菌抑制了皮肤黑色素的生成所造成的，譬如在花斑癣中所见到的白斑。还有一些白斑是由于皮肤正常的老化所致，如老年性白斑，这些白斑一般出现在中老年，白斑为多发性，一般为绿豆大小，不会进一步明显扩大。

（2）白斑的常见分布部位：白斑的范围可以是局限的，也可以是泛发的。先天性白斑既可以是局限性的，如贫血痣、无色素痣及无色素性色素失禁症等，也可以是全身泛发的，如白化病、斑驳病等。但这些白斑在充分形成后，其范围不会有明显变化。后天性白斑根据其病因不同分布也不同。如日光性白斑分布于阳光照射的部位；单纯糠疹多位于颜面部；花斑癣多位于躯干皮脂溢出较多的部位；职业性白斑多位于接触化学物质的部位。有的白斑可以泛发全身，如梅毒性白斑、老年性白斑等，但这些白斑大小比较一致，且不会融合成片。

（3）白斑有哪些特点：各种原因造成的白斑，其白斑本身都有不同的特点。首先，根据白斑的颜色可以分为色素减退斑和色素脱失斑。色素减退斑的颜色较正常肤色浅，但不会变为瓷白色。这些白斑主要见于一些先天性白斑及单纯糠疹、花斑癣、日光性白斑等。色素脱失斑是指白斑颜色呈纯白色或瓷白色，主要见于白癜风以及一些对黑素细胞破坏比较严重的炎症性皮肤病之后出现的白斑，如白色萎缩、红斑狼疮等。其次，不同的白斑其皮肤质地也有各自的特点。有的白斑处皮肤有不同程度的鳞屑附着，如单纯糠疹、花斑癣等；有的白斑处皮肤有萎缩，如溃疡后色素脱失、盘状红斑狼疮等；有的白斑处皮肤干燥、无汗、没有毛发，如麻风白斑；此外，不同白斑的边缘也有各自的特点。有的白斑边界清晰，周围可有色素加深，如白色萎缩、盘状红斑狼疮等；有的白斑边界模糊，一般都为色素减退斑。

（4）白癜风的白斑有何特点：白癜风是皮肤白斑的一个重要原因。白癜风是由于皮肤和毛囊内的黑素细胞内酪氨酸酶活性减低或消失，导致黑素颗粒生成进行性减少或消失而引起的局限性或泛发性脱色素性疾病。不过白癜风是一种后天性的、原发性皮肤色素脱失症，而非继发于其他皮肤病之后遗留的脱色素性病变。白癜风白斑有其特点。首先，白癜风白斑可以累及皮肤的任何部位，可以局限于一处，也可以泛发全身，甚至累及黏膜部位，如口唇、阴唇、龟头及包皮内侧等。白斑往往逐渐扩大、增多，相邻的白斑可相互融合成大片。白癜风白斑处的皮肤质地与正常皮肤一致，没有萎缩、鳞屑、干燥，无毛等现象。白癜风白斑根据其病程可以分为完全性白斑和不完全性白斑。完全性白斑表现为纯白色或瓷白色，不完全性白斑脱色不完全，其中可见色素小点。处于进展期的白癜风白斑可逐渐扩大，并在身体的其他部位出现新的白斑，也可由于药物刺激或物理刺激后出现白斑扩大（同形反应）。稳定期的白癜风白斑其周围往往出现色素加深。

因此，皮肤出现白斑不能认为就是白癜风，要根据具体情况认真地加以分析鉴别。

（伍洲炜）

什么叫白癜风？

白癜风是由于原发性皮肤脱色性病变而形成的局限性或泛发性白色斑片。在介绍白癜风之前，首先应了解皮肤的组织结构，这对加深理解白癜风病变是有帮助的。

人体皮肤由表皮、真皮及皮下组织与附属器组成。其中表皮又分为5层，即由深层到皮表分别为基底层、棘细胞层、颗粒层、透明层与角质层。这5层系由两种细胞构成，即角质形成细胞与树枝状细胞。树枝状细胞位于表皮的最底层——基底层。树枝状细胞有3种，其中之一是黑素细胞。黑素细胞能利用酪氨酸，在酪氨酸酶的作用下合成黑色素。

白癜风是由于皮肤和毛囊内的黑素细胞内酪氨酸酶活性减低或消失，导致黑素颗粒（即黑素体）生成进行性减少或消失而引起的局限性或泛发性脱色素性病变。不过白癜风是一种后天性、原发性皮肤脱失症，而非继发于其他皮肤病之后遗留的脱色素性病变。

白癜风是一种常见病，白癜风的人群发病率有地区、人种肤色的差异。一般肤色越深的人种发病率越高，如在法国、美国等国家的白种人中白癜风发病率不到1%，而印度居民中白癜风发病率则不少于4%，有些地区如非洲曾把白癜风视为地区流行病。黄种人介于黑种与白种人之间，如日本发病率在1.3%~1.9%之间。我国人群中发病率为0.17%~1%。据上海市对11万名居民做皮肤病的调查报道，发现白癜风发病率占调查人数的0.54%。近年来还发现不少幼龄发病者。

（朱光斗）

白癜风是怎样形成的？

白癜风的发病原因目前尚不十分清楚，从发病机制来看，是由于黑素细胞产生黑色素能力的进行性减少或消失。除黑素细胞外，任何影响黑色素合成的因素如酪氨酸、酪氨酸酶、多巴、氧、铜、锌、紫外线等都可影响黑色素的合成。近年来通过临床、病理、遗传、生理、生化、免疫等方面的研究，对白癜风的发病机制归纳为以下几方面因素：①精神神经与化学因素。②自身免疫因素。③黑素细胞自毁因素。④内分泌因素。⑤自由基损伤因素。⑥表皮氧化应激因素。⑦酪氨酸、铜离子相对缺乏因素。⑧遗传与感染因素。可见白癜风的发病因素是多方面的，但是也有相当一部分患者查不出任何诱发因素。

（朱光斗）

人体皮肤颜色是由哪些因素构成的？

人体肤色随人种的不同而有白、黄、棕、黑之分，同一人种也随个体而异，即使同一个人在同一个时期，不同部位的颜色也不尽相同。一般而言，女性较男性为淡，青年较老年为淡，阴囊、阴唇、乳晕、乳头、肛周与腹部着色较深，掌跖较淡。人类的肤色受很多因素影响，如皮肤表面的反射系数，表皮和真皮的吸收系数，皮肤各层的厚度，吸收紫外光和可见光的物质含量等。但是，对皮肤颜色变化起决定作用的因素有：

（1）皮肤内各种色素的含量，即皮肤内黑色素、类黑色素、胡萝卜素，以及皮肤血液内氧化血红蛋白与还原血红蛋白的含量多少：毛细血管中的氧化血红蛋白为红色，静脉内的还原血红蛋白呈蓝色。例如黑色素、类黑色素、胡萝卜素、还原血红蛋白含量增多，皮肤颜色就会变深。决定肤色深浅主要因素是皮肤黑素含量。而黑素是在黑色细胞内合成的，所以皮肤内黑色素的含量多少与白癜风的发生密切相关。

（2）皮肤解剖学上的差异，主要是皮肤的厚薄，特别是角质层和颗粒层的厚薄。薄的表皮易显示出真皮乳头血管内血液的颜色，厚的表皮透光性差，皮肤颜色发黄，如掌跖部皮肤。还与皮肤内血管分布情况有关，包括深浅、程度。

皮肤颜色的改变，除上述几种色素含量增多或减少超出正常范围以外，还可由于药物（如阿的平、氯苯酚嗪、磺胺）、金属（如金、银、铋、铊）、异物（如文身、粉物染色）及其他代谢产物（如胆色素）的沉着而引起，也可能由于皮肤本身病理改变所致，如皮肤异常增厚、变薄、水肿、发炎、浸渍、坏死等变化也会造成皮肤的颜色相应变化。

总之，影响皮肤颜色的因素是多方面的，其中黑色素是决定皮肤色泽的主要因素。

（朱光斗）

黑色素是怎样产生的？

黑色素是由黑素细胞合成的。人类的黑素细胞存在于皮肤、黏膜、脉络膜、视网膜、软脑膜、内耳（耳蜗、前庭迷路中）及胆囊与卵巢等处。这些细胞包括两型，树枝状和非树枝状，都合成黑素。但只有树枝状细胞能够转移黑素到其他细胞，非树枝状细胞（眼的脉络膜和视网膜，以及软脑膜）保留它们合成的黑素体。皮肤黑素细胞主要分布在表皮基底层，也见于毛球及外毛根鞘。人的表皮约有20亿个黑素细胞，重约1克，平均每平方毫米有1560个黑素细胞，并对称分布于全身。身体部位不同，黑素细胞密度不同，躯干、上臂少，每平方毫米1100~1250个，面部较多，每平方毫米可达2900个。随年龄增加皮肤毛囊内活性的黑素细胞数目减少。

黑素细胞能合成并分泌黑色素，因此是一种腺细胞。然而黑色素的生物合成过程极为复杂，是通过未成熟的黑色素内的酪氨酸-酪氨酸酶反应形成的。现已明确，以游离状态存在于黑素细胞细胞质内的酪氨酸，先在核糖体内合成含有酪氨酸酶的蛋白质，再通过粗面内质网在高尔基内质网溶酶体系统内，缩合成具有活性化的酪氨酸酶，进入高尔基体，形成膜性囊泡。在这一过程中，酪氨酸酶与糖结合成糖蛋白，后者选择性地贮存在此囊泡内。接着，酪氨酸酶开始在囊泡内进行排列，这些不规则聚集着的颗粒，通过相互融合或个体膨大的方式，逐渐形成规则的带状、栅状结构，并自高尔基体区向细胞树枝状突方向移行，从而奠定了每个黑素颗粒的基本结构，称第Ⅰ期（由蛋白、磷脂类物质构成的黑素前质）、第Ⅱ期（又称前黑素体期，为椭圆形小体，内有大量微丝并交织成带，尚无黑素形成）黑素体。而后，在此颗粒内由于酪氨酸–酪氨酸酶反应，开始生成黑色素。酪氨酸在酪氨酸酶作用下，相继生成多巴胺、多巴醌、多巴色素、5,6–二羟吲哚和5,6–醌式吲哚。黑色素就是5,6–醌式吲哚的规则聚合体。生成的黑色素又沉着在此颗粒上，形成第Ⅲ期黑素体（又称黑素体期，黑色素在这一阶段开始形成并沉着下来）。随着黑素颗粒的黑素化，具有活性的酪氨酸酶逐渐自生自灭，形成完全成熟的黑素体——第Ⅳ期黑素体（又称黑素颗粒期，完全黑素化的黑素颗粒堆集在细胞质内）。这是一种失去酪氨酸酶活性的电子密度极高的无结构物质。故在黑色素的生成过程中有着形态的变化及生物化学上的改变。黑素体从黑素细胞核周围区域向树枝突移行过程中，逐渐由第Ⅰ期向第Ⅳ期发育。

（朱光斗）

影响黑色素生成的因素有哪些？

影响黑色素生成的因素主要有黑色素代谢与酪氨酸酶活性两个方面：

（1）黑色素的代谢：完整的黑色素代谢有3个阶段，第一阶段是黑色素在黑素细胞内生物合成。第二阶段是生成的黑色素从黑素细胞转移到邻近的角质形成细胞。第三阶段是黑色素颗粒在角质形成细胞内降解（即去限膜）：使聚集在膜内的多个黑色素颗粒由于膜的去除而变成单个分散的颗粒，随角质层脱落而掉失。在病理情况下，滴落在真皮的黑素颗粒，一部分被巨噬细胞吞噬后沉积于真皮上层或在细胞内去限膜；一部分则经淋巴转移。

在黑素颗粒的生成、转移与融化过程中，任何一个环节发生障碍均可影响黑色素的代谢，从而导致皮肤颜色变化。①在黑素颗粒的生成与黑素化过程中，酪氨酸–酪氨酸酶反应受到干扰，就会妨碍黑色素代谢。以维生素C为例，如在这一反应中加入维生素C，就会阻止多巴醌进一步氧化为多巴色素，并使已合成的多巴醌被还原为多巴，以致黑色素不能合成。而维生素C本身则先后氧化为脱氢维生素C和二氧化异构葡萄糖酸。②人体皮肤颜色主要因黑素细胞的活性差异而不同，但皮肤颜色却不一定随黑素细胞内黑素颗粒增加而加深，也就是说黑素细胞活性使黑素颗粒从黑素细胞向邻近角质形成细胞移行，此时皮肤才开始发黑。表明人类皮肤（包括头发）的颜色不是取决于黑素细胞的数量，而是取决于黑素体的数量、分布及其黑素含量。这种黑素化的黑素体在角质形成细胞内的含量是肤色的决定因素之一。皮肤炎症后色素脱失就是由于表皮细胞受损后，黑素颗粒不能通过表皮细胞通畅排泄而导致黑素颗粒阻滞在黑素细胞内，而继发黑素细胞功能减退。③目前所见到的青色色素异常症如青痣、蒙古斑、太田痣、伊藤痣等，经推测是由于真皮黑素细胞内黑素颗粒的生成、融化进行得缓慢之故。

（2）酪氨酸酶活性：在黑素颗粒的生成及其黑素化的过程中，酪氨酸酶起着极为重要的作用，而酪氨酸酶活性又受到诸多因素的影响，主要的因素有：①电磁波能量：在一般情况下，紫外线能使黑素细胞内酪氨酸酶活性化，表现为单位面积内黑素细胞增多，黑素颗粒生成旺盛、移动加快。因此，紫外线是黑素细胞制造黑色素的动力。然而黑素细胞对紫外线的反应随紫外线波长而异，290~380nm波长的紫外线激活酪氨酸酶活性的能力最强，如反复照射290~380nm波长的紫外线，则不仅引起黑素颗粒的量变，而且可导致其质变，例如可使白种人皮肤的黑素颗粒变大，其分布也由集合型转化为单一型。而黑素颗粒内酪氨酸酶的活性则又与生成的黑色素的数量有关，黑色素的生成越多，酪氨酸酶活性下降也越多，到黑素颗粒充分成熟时，酪氨酸酶活性就降到零。酪氨酸酶活性的差异，使生成的黑色素在量与质上均不同，这也是造成人种肤色深浅不一的一个原因。②巯基：人体表皮内有一种有机化合物——巯基类化合物，特别是其中的谷胱甘肽，可能通过络合铜离子而抑制酪氨酸酶活性。表皮细胞内存在着酪氨酸和酪氨酸酶，同时也存在着抑制因子巯基，但是在正常的色素增强因素，或因表皮巯基氧化而使巯基显著减少时，可引起或激发酪氨酸-酪氨酸酶反应，从而导致黑色素生成增多。有人测定皮肤巯基含量，发现白癜风患者受损皮肤中巯基含量（157mmol/100g湿重）比正常人（1.55×10^{-2}mmol/100g湿重）高得多，而且血中铜/谷胱甘肽比例较低。③色氨酸吡咯酶：色氨酸吡咯酶活性的增加会抑制酪氨酸酶活性，而由于代谢紊乱在体内蓄积的过多的半胱氨酸、谷胱甘肽、色氨酸等还会通过其还原等作用，增加色氨酸吡咯酶的活性而影响黑色素的合成代谢。④铜离子：酪氨酸酶是以铜离子作为辅基，其活性与铜离子密切相关。研究还表明，白癜风患者血液和皮肤中铜或铜蓝蛋白（人体血清铜几乎全部和血浆蛋白结合，并具有氧化酶活性而发挥生物化学作用，这种与蛋白结合的铜称铜蓝蛋白，又称血清铜氧化酶）值显著低于健康人对照组。由此推测其结果就必然导致酪氨酸酶活性降低，从而影响黑色素代谢。至于铜、铜蓝蛋白值降低的原因可能与营养紊乱，或是铜的体内代谢失调及遗传缺陷等因素有关。

（朱光斗）

白癜风发病与性别有关吗？

一般说男女两性在白癜风发病中没有明显的差异，亦即男性白癜风的发病率与女性白癜风的发病率大致相同。我们曾统计分析1020例白癜风患者的初发年龄，发现男性15~30岁组白癜风患者占全部男性患者的49.45%，而女性10~25岁组白癜风患者占全部女性患者的53.52%，女性组的初发年龄较男性组提早5年。女性白癜风初发年龄提早的原因似与女性发育较早及发育期间内分泌发生一系列变化有关。内分泌平衡失调，易于诱发本病，加之发育时对营养、微量元素如铜的需求增加而又未能及时给予补充时，也能影响黑色素的合成代谢。

（朱光斗）

为什么青少年容易患白癜风？

根据我们对1020例白癜风患者初诊时年龄分析，从幼儿到年近古稀的老人均有。从白癜风患者初发年龄分析，年龄相差也极为悬殊，但以10~30岁组居多，占总数的62.7%，说明青少年时期容易发生白癜风。这可能与他们处在身心发育阶段，神经、内分泌系统相对不稳定，以及受免疫、营养与环境因素的影响有一定的关系。

（朱光斗）

白癜风发病有地区差别吗？

对白癜风的调查研究表明，黑肤色人种的白癜风发生率明显高于白肤色人种，而黄肤色人种的白癜风发生率则介于黑种人与白种人之间。虽然不同肤色人种有其特定的居住地区，但不能因为白癜风发病率有肤种差异，就认为这是由居住地地理环境所造成的。而且从黑素细胞合成黑色素的代谢过程看，不同人种的白癜风发病率并无本质上的区别。但从报道的材料看，白癜风的人群发生率确实存在着地区的差异，如苏北农村皮肤病普查发现白癜风的人群发生率为0.09%~0.15%，南京地区为0.29%，上海地区为0.54%，湖北某县为0.5%~1%，而山东济南竟高达2.7%。造成这种差异的原因可能与人们的生活、饮食习惯及工作与生态环境等因素有关。这也表明白癜风的发病原因是复杂的。

（朱光斗）

白癜风是血液有病吗？

经常有人问白癜风是不是血液里有病。对这个问题应该从两个方面来回答：

（1）白癜风是由于皮肤和毛囊内黑素细胞数量减少或消失，或是由于黑素细胞内酪氨酸酶活性降低或消失，导致黑色素生成进行性减少或消失而引起的局限性或泛发性脱色素病变。从这个方面说，白癜风是血液里有病的说法是没有依据的。

（2）白癜风患者确实存在着神经内分泌与免疫学上的改变，既然如此，其在抽血化验时必然会有一些化验项目相应异常，如据我们对白癜风病例的实验室检测发现，寻常型白癜风存在周围血的白细胞与血小板减少以及免疫球蛋白G、免疫球蛋白A、免疫球蛋白M显著增高的现象，说明寻常型白癜风患者有体液免疫功能亢进现象。我们又将伴血小板减少的30例白癜风患者作为研究对象，发现这些白癜风患者存在诸如血小板表面相关抗体增高和抗甲状腺球蛋白抗体、抗微粒体抗体增高等免疫学异常现象。无论是群体资料还是个案资料均显示白癜风患者确实同时伴有血小板减少与血小板表面相关抗体增高现象。其他的研究者还发现在白癜风患者中还可伴有抗胃壁细胞抗体、抗核抗体、抗甲状腺胞浆抗体等的器官特异性抗体，甚至还检出抗黑素细胞抗体。但是这些异常的化验项目与人们通常所认为的血液有病的说法还是有差异的。

（朱光斗）

白癜风与血型有关吗？

人类的血型分为O型、A型、B型和AB型4种主要类型。血型的测定主要是为了输血。但是血型也作为遗传的标志，在遗传学上常用来判断亲缘的远近，例如按血型鉴定后代的归（亲）属。关于血型与白癜风的关系，人们曾对白癜风患者进行了血型测定研究，发现在上述4种主要血型中都有白癜风患者，但有人认为白癜风患者以B型为最多，也有认为多见于A型，结果很不一致。根据我们的统计资料表明，白癜风患者各种血型都有，经统计学处理血型之间没有明显的区别。

（朱光斗）

白癜风会传染吗?

白癜风是由于局部皮肤黑色素代谢紊乱而引起的脱色性改变,除了色素减退外,没有其他异常变化。因此,白癜风没有传染性。那么,为什么有人认为它是一种传染病,有时甚至与麻风混为一谈呢?这是因为麻风病等一些传染病,也可在皮肤上发生一些类似白癜风样的脱色性损害,故而给人一种错觉,认为这就是白癜风。其实,这些传染病患者中出现的脱色斑,与白癜风患者出现的脱色斑是有所区别的。麻风患者除了有脱色斑外,还伴有浅感觉减退或消失、出汗异常与毳毛脱落等特征,有时还有神经痛与肢体畸形等表现,而白癜风患者没有这些症状。总之,白癜风与麻风病完全是两码事,人们毫无必要对白癜风患者持恐惧心理,在生活中他们应与健康人享受一样的待遇。

(朱光斗)

得了白癜风后会引发肿瘤吗?

白癜风是一种原发性脱色素性病变,而肿瘤则是细胞分裂过度旺盛、组织异常增殖的结果,两者的病理表现也截然不同。因此,白癜风完全不同于肿瘤。但某些免疫系统的肿瘤,如多发性骨髓瘤、霍奇金病(淋巴肉瘤)、胸腺瘤或蕈样肉芽肿患者可出现泛发性白癜风,而白癜风患者也可存在一些免疫功能紊乱,甚至伴发免疫系统的原发疾病,故而提示白癜风与免疫系统疾病是有一定关系的。

最引人注意的是恶性黑色素瘤与白癜风的关系,有10%~20%恶性黑色素瘤患者合并白癜风,出现白癜风损害后,恶性黑色素瘤均已发生转移。奇怪的是当恶性黑色素瘤发生转移时,不伴有白癜风的患者其平均存活年限一般不到1年,而伴有白癜风的患者大多能存活4~5年,有些竟能生存20年,甚至更长的时间。

恶性黑色素瘤伴发白癜风者有以下几种情况:①在恶性黑色素瘤中央

出现白斑。②在肿瘤周围形成白晕。③切除肿瘤后全身出现多发性晕痣、泛发性白斑。④手术瘢痕处出现白斑、眼球壁葡萄膜炎、头发变白等。

一些脑部肿瘤患者也可并发白癜风。这种白癜风多见于额部，但与内在肿瘤之间并无明确的关系。

单纯性白癜风是一种既不影响健康，又不影响工作的常见病。上述伴发肿瘤的白癜风毕竟为数极少，其对生命的危害程度也视肿瘤的性质而定。例如恶性黑色素瘤是一种极恶性的肿瘤，但伴发白癜风后却能增强机体对恶性肿瘤的抵抗力，延长患者的生命。

（朱光斗）

白癜风的发病与季节有关吗？

白癜风一年四季均可发生，多数患者的发病与病情加重是在春、夏两季，尤其是春、夏两季的更换时期。这一时期春光明媚是旅游的好季节，不少人旅游归来后发生白癜风，新发白斑多数在面部等暴露部位，这提示人们，其发病主要原因与曝晒有关。

也常见到很多白癜风患者入夏以后由于阳光的照射，白斑周围的正常皮肤被晒黑或边缘皮肤色素沉着，而白斑处仅发红，没有色素增加，这样白斑与正常皮肤之间的色调看上去反差加大，而被误认为是病情加重，从而引起不必要的紧张。在冬季由于光照强度减弱，以及接触阳光照射的时间短，人们的肤色会逐渐变淡，变淡的皮肤与白斑之间的色差缩小，甚或变为不明显，这样也就容易给人们造成假象，以为是病情减轻、好转而忽视治疗。

（朱光斗）

白癜风与内脏疾病有关吗？

自体免疫病属内脏疾病范畴，即有较多内脏器官受到损害。白癜风与自身免疫病有关。此外，根据我们对988例白癜风患者的分析，还发现有310例（31.38%）伴发各种其他疾病，其中胃及十二指肠溃疡58例、慢性胃炎14例、胃窦炎9例、肾小球肾炎9例、肝炎16例、高血压8例、结核病（包括肺结核、子宫内膜结核和颈淋巴结结核）12例等。白癜风与这些疾病的关系尚不清楚，但从这些伴发的疾病来看，以胃肠道疾病为多，特别是胃溃疡病。溃疡病的发生与精神神经因素有较明确的关系，而精神神经因素，也可能是白癜风的发病原因之一。

（朱光斗）

儿童白癜风与成年人白癜风比较有什么特点？

在儿童白癜风中女孩患者的比率较男孩高。晕痣（离心性后天性白斑）的伴发率为2.5%~8.5%，高于普通人群的0.07%。节段型白斑的比率较成年白癜风患者高，外伤容易发白斑及同形反应，儿童多好动，故平时应注意防护措施。儿童白癜风患者伴发白发的比例高，韩国曾报道一组80例儿童白癜风患者，其中白发发生率高达25%，故有人认为少年白发和30岁前发生的白发是白癜风的一种类型。此外，在儿童白癜风中伴发胃肠道功能紊乱者较多，在饮食生活中应注意这方面的调养。鉴于儿童处在生长发育阶段，亦即年龄及发育上的特殊性，在治疗上存在的问题比成年人白癜风患者多得多，故有些常规治疗不宜在儿童中使用：如糖皮质激素系统用药易产生系统或局部不良反应，故以单独外用糖皮质激素制剂为多，尽管全身光化疗法可用于12岁及以上儿童，局部光化学疗法可用于5岁及以上儿童，但其可行性及安全性还需进一步研究。

（朱光斗）

白癜风为何要及时治疗？

白癜风的病程长短不一，常在曝晒、精神创伤、急性疾病或手术等严重的应激状态后迅速扩散。可缓慢进展或间歇性发展，也可长期稳定不变，或有一部分先在患部出现一些色素沉着的斑点，以后逐渐增多、扩大，而慢慢恢复正常的肤色。目前虽然也见到个别小的脱色素斑片自行消退的患者，但是更多见的是白斑倾向于扩大、增多，发展成泛发型。故有人认为白癜风是一种慢性进行性的疾病。因此，要求白癜风患者在发现白癜风后要及早找医生治疗，以便早日控制病情。

（朱光斗）

得了白癜风之后，应该怎样正确对待？

白癜风好发于颜面等暴露部位，疾病的标记明显，容易引起人们的注目，特别是在科学文化不发达的地区常遭到一些人的非议，甚至在社会上受到歧视，加上白癜风治疗困难，一旦患上白癜风，会给患者造成精神上极大的痛苦，不少患者为此寝食不安，情绪极度低落，甚至出现轻生的念头。这些对疾病的康复是不利的。皮肤上出现白斑的人应及时到医院请医生明确诊断，因为引起白斑的原因很多，白斑不一定就是白癜风；即使明确为白癜风，也应积极配合医生治疗。此外，白癜风是一种慢性疾病，治疗要有耐心，切忌有急躁情绪。实际上通过正确的治疗大部分患者的病情能够得以控制，并取得不同程度的疗效，治愈的患者数量还是很可观的。

（朱光斗）

白癜风能治愈吗？

白癜风能不能治愈是患者、家属及医生共同关心的问题。由于白癜风的病因尚不十分清楚，其发病机制较为复杂，各种诱发因素之间又互相联系、互为影响，治疗是相当困难的。加之各人的年龄、发病部位、健康状况的差异，以及接受治疗的耐心程度不同，疗效存在着明显的差异。此外，各人对治疗的要求也不尽相同，有的希望医生能彻底治好他（她）们的病，有的则仅要求治好暴露部位的白斑，特别是面部白斑，而其他部位的白斑只要不再发展就满足了。一般而言，白斑面积小、病程短者容易治疗，而对于大面积白斑，病程又较长者治疗就较为困难。从目前国内外治疗本病的情况看，大部分白癜风患者经过治疗之后病情不再发展，并有不同程度的好转，完全治愈的病例亦不少见。因此，只要白癜风患者能及时就医，与医生密切配合，耐心治疗，大部分患者的白癜风是可望治好的。白癜风的治疗目的在于：①激活局部异常的黑素细胞再生黑色素的能力，或刺激黑素细胞的形成，促进其发育及再生，从而产生较多的黑色素。②阻抑疾病的进行，使其不再继续扩展。③使皮损周围色素区变淡，边缘模糊不易分辨，以达到某种美容的目的。

（朱光斗）

白癜风会导致失明吗？

白癜风是黑素细胞发生病变，导致黑素脱失所造成的。和皮肤一样，眼内也有黑素细胞，一旦受累也可引起相应的病变，其病变归纳有脉络膜视网膜上皮局限性或弥漫性脱色或变性、色素斑或斑点、色素分布不均匀、眼底呈豹斑状、视盘萎缩、视网膜动脉变狭与骨针样形成、夜盲等。由于白癜风眼部病变大多局限于周围而不靠近角膜，因此白癜风一般不会影响视力，也不会引起失明。

但是，白癜风的紫外线治疗方法可能会损害视力，如不注意防护可引起白内障等。所以在紫外线治疗时要对眼睛进行适当的防护，如戴护目镜，是必要的。当用紫外线灯治疗眼睛周围的时候，应该尽量减少照射时间。

此外，有一些疾病可以出现眼部症状及白癜风样白斑，如白化病、福格特－小柳－哈拉达综合征、瓦登伯格综合征、阿利山德里尼综合征等，具体鉴别见鉴别诊断篇。

（伍洲炜）

冬天可以中止治疗吗？

白癜风病情的发展有一定的季节特点。由于白癜风的发病与紫外线照射有一定的关系，因此白癜风的白斑一般夏季发展较快，冬季减慢或停止蔓延。同时，由于冬季穿衣较多，有些白斑位于被遮盖的非暴露部位，接受阳光照射少，正常皮肤颜色变淡，与白斑的色差减少，有的患者认为冬季白癜风好转或不会发展而停止治疗，这是不正确的。首先因为白癜风是一种慢性疾病，有的白癜风白斑在复色之后也可能复发，因此必须长期规律治疗。其次，经过一段时间治疗后，受损的黑素细胞得到一定程度的恢复，随意地停止治疗会导致黑素细胞的恢复功亏一篑，病情加重，增加治疗的难度。正确的做法是不受季节的影响，坚持接受治疗，持之以恒。

（伍洲炜）

白癜风是先天性的吗？

人们经常听说关于某某病是遗传病或某某病是先天性疾病的说法，那么它们之间到底有什么联系和区别呢？

遗传性疾病是指亲代的致病基因传给子代。致病基因导致子代出现形态、构造、生理功能以及生化过程异常的疾病。有人认为遗传病出生就会发病，或者片面地称为先天性疾病，但是事实上并非如此。遗传病有一部分确实是在出生时即表现出异常，如耳聋、多指等，但也有相当一部分遗传病出生时并没有表现异常，随着年龄增长到一定年龄才出现异常表现，如血友病、进行性肌营养不良等，都是在出生后几个月、几岁、十几岁时才发病；遗传性小脑运动失调症，到三十岁时才发病。遗传性疾病并非生后都出现临床症状，也可以晚期发病，而有些疾病在出生后即有临床症状，但并不是遗传病。

先天性疾病可以是遗传病，也可以不是遗传病。若胎儿在母体内形成疾病时，有遗传因素参与，致病基因是由亲代传给子代的，那么，这种疾病就是遗传病；如果是母体在妊娠期间因外界环境因素影响而使胎儿患病，胎儿患的病属于先天性疾病而不是遗传病，因为这种病不遗传给后代。如母亲在妊娠期被病毒感染，胎儿会患先天性心脏病、先天性白内障等。

白癜风是后天性因皮肤色素脱失而发生的局限性白色斑片。虽然白癜风的发病可早至刚出生的婴儿，但是白癜风并不是一种先天性的疾病。而且白癜风白斑在经过一定的治疗后可以复色，而先天性疾病的损害一般是不可逆的。

白癜风的发病与遗传有一定的关系，研究发现白癜风可能是一种常染色体显性遗传，伴有不同的外现率。还有研究曾发现白癜风在单卵双生子中两个均发病，以及家族中发病的情况。

但是从遗传学的角度看，遗传仅是白癜风发病的一种因素。此外，环境因素，譬如生活方式、工作生活环境、饮食习惯、精神状态等，也起着重要作用，一般必须在遗传因素和环境因素都具备的条件下才会发病。因此，即使已存在遗传因素，只要杜绝环境因素的影响，也可能不发病。

（伍洲炜）

治疗多长时间才可判断白癜风药物的疗效？

这个问题是患者及其家属所关心的问题。在医疗工作中常遇到这种情况，有些患者用药3~5天未见效，就急于寻医，要求换用疗效好一些的药，或另求高明。总之，他们希望用了药以后白斑马上就能好转乃至痊愈。患者这种急于治愈的心情是可以理解的，但实际上这是办不到的。因为正常表皮细胞的生长周期（即从表皮的基底层细胞转化为角层细胞所需要的时间）是457小时，约合19天时间。患白癜风时，位于表皮基底层中的黑素细胞受损或产生黑色素的功能受抑制，要使受损的黑素细胞恢复，或解除抑制、恢复功能也需要一段时间，而这段时间比正常表皮细胞生长周期长的多。再从世界各国及我国各地报道的治疗白癜风的见效时间看，一般也需要6~12周。因此，当患者问及某药使用多长时间才能判断其有无效果时，医师总是回答至少需要连续用药3个月。根据我们的临床实践，在诸多影响药物疗效的因素中，白斑类型是比较重要的一个因素，局限型白斑一般要治疗2个月，节段型、肢端型与泛发型白斑一般要治疗3个月才能判断药物的疗效。因此，患者应耐心地配合医师治疗本病。

少数患者药物治疗1周左右就有效果，这样迅速见效的原因也是多方面的，其中黑素细胞损伤轻微或阻抑黑素细胞功能的因素被迅速解除是主要原因。

（朱光斗）

为什么不宜疗程未结束就随便更换新的药物？

白癜风是一种慢性病，病程比较长。如前所述，要判断一种治疗药物是否有效，一般至少要经过2~3个月时间的观察。有些患者出于治疗心切，或在接受治疗过程中听说有新的"特效"药，往往疗程未完成就任意调换治疗药物。我们认为这种做法带有冒险性，常不利于病情的恢复。其原因是：①任何一种治疗白癜风的疗法或药物，初期使用时都带有试探性。②治疗白癜风的药物多数都在疗程的后期出现疗效，贸然中断治疗或换用其他治疗药物势必影响疗效；一旦新换的药物治疗无效又将影响患者治病的信心。因此，疗程未结束便任意更换治疗药物是不可取的。

（朱光斗）

治疗白癜风的措施是否越多越好？

从目前治疗白癜风的情况看，大多采用中药与西药相结合以及局部涂药与整体治疗（指口服或注射给药）相结合的治疗方法，但通常还是以局部涂药为主，一般使用一种外用药涂搽。若一片白斑同时外用两种药物，一旦出现炎症性刺激反应，就很难区别究竟是由哪一种药物引起的，有时还会影响治疗。小面积白斑原则上先用一种外用药，待其疗程结束后，再根据疗效考虑是否继续使用。对于泛发型或进展期白癜风，特别是在"应激"状态下迅速发展的白斑，应采用中药、西药或中西药同时口服或注射治疗，以求短期内能控制病情。内服药物依病情而定，可同时选用1种或2种以上。

（朱光斗）

如何正确判断白癜风治疗效果？

白癜风患者经过一个疗程治疗后如有下述表现之一，提示该药治疗有效：①白斑不再发展。②白斑的边缘由模糊不清晰转为清晰。③白斑边缘出现着色加深现象。④白斑中央长出毛囊性黑点。⑤白斑色泽转红或渐变淡、变模糊，逐渐内缩。此时应抓紧时间继续治疗以求取得最佳疗效。

（朱光斗）

白癜风是怎样复色的？

白癜风的复色取决于人类毛囊黑素细胞，人类毛囊黑素细胞有两种不同的活性：一种是生长期毛囊毛母质和漏斗部的有活性黑素细胞，另一种是生长期毛囊外毛根鞘中无活性（无色素）的黑素细胞。白癜风皮损，即白斑处几乎见不到活性黑素细胞，也就不能合成黑色素了。白癜风色素再生是毛囊外毛根鞘处的无活性的不含色素的黑素细胞被激活、分裂、增殖，并沿着毛囊自下而上，至表皮后横行至脱色区的结果，从而出现白癜风的色素再生，白斑复色。研究证实毛囊外毛根鞘存在较多"休眠状态"的暂时无功能的黑素细胞，在某些特定因子激活下可活化，为皮肤白斑色素再生提供了一个黑素细胞储库。这就可以解释对于没有毛囊构造部位，如口唇、末节指背、手掌部位白斑难以复色的原因，亦即这些部位缺少黑素细胞储库。

此外，白斑周围正常黑素细胞向白斑处移行也是白癜风重获色素，恢复肤色的重要原因。游动移行到白癜风白斑表皮内的黑素细胞，最后定居在表皮的基底层，并与角质形成细胞共同组成表皮黑素单位，保持皮肤的正常肤色。

（朱光斗）

激光能否治疗白癜风？

激光是20世纪60年代出现的一种新光源，是物质受激光辐射而产生的一种高强度的相干光，通过光机械、光化学、电磁效应对生物体起作用。医用激光器种类很多，常用的有二氧化碳激光器、氦氖激光器、氩离子激光器、钕玻璃激光器、掺钕钇铝石榴石激光器、红宝石激光器、氮氖激光器与铜蒸汽激光器等。医学上可依据不同的情况选用不同的激光器，以其发出的光来防治疾病或促进机体康复。虽然其作用可能会较黑光照射强，但还是要配合局部或全身用药，以提高疗效。

（朱光斗）

病因篇

◆ 精神神经因素与白癜风有关吗?

◆ 白癜风神经因素发病的实验研究说明什么?

◆ 为什么曝晒阳光后容易发生白癜风?

◆ 白癜风与内分泌有关吗?

◆ 黑素细胞刺激素对黑色素代谢有何影响?

◆ ……

精神神经因素与白癜风有关吗？

精神神经因素与白癜风发病关系密切。

（1）精神因素与白癜风有明显关系。黑色素的生成是在神经体液调节下形成的，经观察表明，中枢神经系统与白癜风的发生有密切关系。我们曾对904例白癜风患者的诱发因素进行调查，其中精神因素占29.65%。这些患者在起病或病已稳定、好转甚至痊愈时，由于受精神创伤、用脑过度、思想紧张等紧张性精神因素的影响而使白斑扩大、增多或复发。

（2）白斑的发生与局部神经受损有关。目前常见到白癜风沿神经节段或皮节呈带状或条状分布，有时见到沿口角至下颌角带状疱疹后发生的白斑，并伴局部感觉迟钝。有研究发现，在神经型（节段型）白癜风中有神经纤维伸入到白斑与正常皮肤交界处的黑素细胞中，这在正常皮肤中是不会见到的。据报道，2名切除一侧颈交感神经节的患者，未切除的一侧比切除神经的一侧发生更多的白发；一名横断性脊髓炎患者，其腰部以下发生麻痹，白癜风则限于面部及上半身。也有报道，白癜风发生于损伤的臂丛神经纤维支配的部位。另有一例糖尿病合并泛发型白癜风的患者，在糖尿病神经病变的区域发生自发性复色。

（3）中枢神经系统病变亦会诱发白斑，人们还观察到在一些感染性疾病如梅毒、麻风、品他病引起神经系统损伤外，还伴有皮肤颜色的改变，结核样麻风受累的外周神经支配区域内，既有感觉缺失又有色素减退斑；病毒性脑炎、多发性硬化患者的皮肤亦可出现白癜风那样的色素减退斑。此外，皮肤颜色的变化也与中枢神经系统病变有关，如神经纤维瘤和结节性硬化可伴发皮肤的色素沉着和减退。节段型白癜风，其皮损分布呈节段性，可以累及一个或数个神经节段，通常单侧分布，不越过体表中线。

（朱光斗）

白癜风神经因素发病的实验研究说明什么？

实验研究证实皮肤中存在褪黑激素、乙酰胆碱、去甲肾上腺素、肾上腺素等激素，这些激素在体外能使两栖类及鱼类的色素细胞变白而不利于黑色素的合成代谢。据此人们推测，黑素细胞产生黑色素能力的减退，是由于其周围神经化学物质增加，干扰了酪氨酸酶活性的结果。根据这种机制，在正常情况下，周围神经的抑制因素（褪黑激素）与脑垂体的黑素刺激因素处于平衡状态，故皮肤色素无改变。但白癜风患者由于神经创伤、紧张，导致皮肤周围神经末梢功能活跃，从而增加释放褪黑激素等有关物质超过刺激因素，减少了黑素细胞合成黑色素的能力而发病。也有人认为白癜风是继发于局部神经末梢损伤，因各种局部的刺激直接损伤神经而致病。白癜风好发于暴露部位（如颜面）及易受摩擦部位（如腰骶部以及乳罩、皮带、纽扣、疝托等直接压迫部位）。因此，白癜风的发病原因可能与这些部位的皮肤容易遭受反复持久的机械性刺激有关。有人做了如下实验，在白斑附近或较远部位的正常皮肤上给予搔抓刺激，结果发现该处皮肤有白变现象。饶有趣味的是在电子显微镜下观察，可见到白变部分组织有神经纤维退行性变化，其程度与病期长短有关。

此外，白癜风患者还伴发自主（植物）神经功能紊乱，例如白斑处有出汗异常现象，白癜风伴发斑秃与皮肤划痕症的比率亦较高等。一般认为交感神经的影响更大，如青光眼患者用毒扁豆碱眼药水滴眼时，会继发眼睑白癜风。通过组织化学检查白斑，也证实病变部位胆碱酯酶活性明显降低，这表明局部胆碱能使神经活动相对增强，如增加乙酰胆碱的物质也会促使色素脱失。我们对白癜风患者进行血液测定还发现，有32.3%白癜风患者血单胺氧化酶值增高。血中单胺氧化酶升高的部分原因与交感神经处于兴奋状态有关，而交感神经兴奋性的增高则不利于黑色素的生物合成代谢。近来有人建议用单胺氧化酶抑制剂（抑制交感神经末梢的儿茶酚胺的代谢）——丙酰苄胺异烟肼治疗按皮节分布、伴出汗功能紊乱的白癜风，往往有效，从而推测白癜风的发病起始于皮损处的交感神经。

（朱光斗）

为什么曝晒阳光后容易发生白癜风？

我们曾统计分析了773例白癜风患者，发现96.64%患者中，其白斑的发生、加重与季节因素有关，特别在春末夏初这段时间较易发生新白斑。其中5.42%患者在曝晒后发病，而且初发部位均在曝晒部位。那么，这是什么原因呢？我们知道白癜风的基本病变是表皮黑素细胞部分或完全丧失功能，导致表皮明显缺少黑素细胞及黑色颗粒，基底层往往完全缺乏多巴染色阳性的黑素细胞。而黑素细胞合成黑色素是通过酪氨酸氧化成多巴、多巴醌、再经一系列反应而氧化为吲哚与游离基，最后由吲哚聚合而成黑色素。生物合成黑色素（包括酪氨酸）过程中的中间物质为单酚或多酚。实验证明这些物质对正常或恶性黑素细胞都有损伤作用，如焦儿茶酚、对苯二酚、对叔丁酚、丁基酚等化学物质可经外界给予而诱发白癜风。有些化学品如苯二酚等是通过激活色氨酸吡咯酶而抑制酪氨酸酶活性；有些化学品，如丁基酚等是由于它们诱发代谢紊乱，或改变呼吸与产能反应，而选择性的作用于黑素细胞，使之变性或死亡，从而影响黑色素的合成。人们由于职业等原因，接触并吸收了这些化学品后可诱发白癜风。目前白癜风发病率有逐年增高的趋势，其原因之一可能与工业上越来越多的生产和使用一些酚类化合物有关。

酪氨酸及多巴等在化学结构上也属于酚类的衍生物。但在正常情况下，其氧化的中间物质的破坏作用可能为一种保护机制所消除，一旦缺乏此种保护机制，黑素细胞便有被破坏的可能。人们在曝晒阳光之后，一则由于黑素细胞功能亢进，促使其消耗而早期衰退；二则可能是由于细胞本身所合成的黑色素的中间物质过度产生或积聚而损伤黑素细胞，从而发生白斑。

（朱光斗）

白癜风与内分泌有关吗？

据有关资料表明，白癜风与内分泌之间的关系是比较密切的。从我们统计分析的1020例患者中，有内分泌因素的占17.36%，其中伴发甲状腺功能亢进者12例（1.18%），伴有糖尿病者2例（0.2%）；453例育龄期妇女中，194例（42.83%）伴月经紊乱，45例（9.93%）伴乳房小叶增生或乳房纤维瘤；在初发年龄为12~20岁的160例女性患者中，75例（46.88%）白癜风与月经初潮同时发生；293例育龄期已婚妇女中，8例（2.73%）在妊娠期发生，5例（1.71%）在分娩后哺乳期发病；在44~45岁之间绝经年龄组的35例妇女中，16例（45.71%）白癜风与绝经期同时发生。众所周知，在初潮、妊娠、分娩及绝经期的女性，其内分泌会有一系列的变化。因此，上述资料均表明女性白癜风的发生似与这些内分泌变化有关。

实验研究也表明，很多内分泌激素如黑素细胞刺激激素、皮促素、性激素、皮质激素、褪黑激素等对黑色素代谢有影响，因这方面内容丰富，篇幅过长，特分为各专题加以讨论。故请参阅本书中各相应条目。

（朱光斗）

黑素细胞刺激素对黑色素代谢有何影响？

人类的黑素细胞刺激素可能由垂体前叶分泌皮促素的细胞所分泌。黑素细胞刺激素有 α 与 β 两种。α 黑素细胞刺激素无种间差异，对黑素细胞无作用或作用较小；β 黑素细胞刺激素有种间差异且与色素增生性疾患密切相关。当患者接受大剂量黑素细胞刺激素治疗时，几小时内就会发生色素沉着；有人通过豚鼠实验观察到黑素细胞刺激素能促进黑素细胞树枝状突发育，从而促进黑色素产生，增加角质形成细胞内游离的黑色素，促使黑素细胞增殖或未分化细胞转化成黑素细胞，最终使肤色加深。

（朱光斗）

皮促素对黑色素代谢有何影响？

皮促素由垂体前叶分泌，在分子结构上与黑素细胞刺激素有相同的7个氨基酸链，约具有1%的黑素细胞刺激素活性，但是黑素细胞刺激素却无皮促素活性。目前使用皮促素后许多患者出现艾迪生病样色素沉着，原有的色素痣色泽加深，并产生新的色素痣，这可能是由于皮促素含有黑素细胞刺激素之故；亦有用皮促素治疗白癜风获得成功的报道。垂体功能低下时皮肤颜色变淡的部分原因是缺乏皮促素，垂体性库欣综合征的色素沉着是由于皮促素与黑素细胞刺激素分泌增多，而原发性肾上腺皮质功能不全的色素沉着是由于血液皮促素浓度升高。有人发现极少量皮促素就能使青蛙的皮肤颜色加深。

（朱光斗）

性激素对黑色素代谢有何影响？

性激素包括男性激素与女性激素。男性激素的代表是睾丸素，如丙酸睾酮；女性激素如黄体酮和雌激素。性激素有加深皮肤色泽的作用。例如孕妇常伴面部黄褐斑及乳头、乳晕、女阴、腹白线等处着色加深，这是因为妊娠期妇女女性激素增多，使被巯基抑制的酪氨酸酶活化之故。因此，卵巢功能减退的妇女采用雌激素治疗后可见类似现象，同时原有色素痣色泽也能加深。肝病患者的皮肤色素沉着，面部有黄褐斑（又称肝斑）也是同一原因，患肝病时肝脏灭活雌激素的功能减退，以至血中雌激素浓度提高。此外，卵巢尚可分泌一种黑素细胞刺激素样物质。常用丙酸睾酮治疗的患者其皮肤颜色也会较治疗前深。

（朱光斗）

皮质类固醇激素对黑色素代谢有何影响？

皮质类固醇激素如泼尼松（强的松）、地塞米松及氢化可的松等由肾上腺皮质分泌，其对黑色素代谢的作用主要与黑素细胞刺激素有关。在正常情况下，血中黑素细胞刺激素与皮质类固醇激素水平相对平衡，一旦失调，如血中皮质类固醇激素水平增高，就会反馈性抑制垂体分泌黑素细胞刺激素而使肤色变淡。我们曾发现白癜风患者因关节炎口服可的松治疗后白斑扩大、增多，也发现关节与肌肉扭伤患者接受曲安西龙（去炎松）封闭治疗后局部皮肤白变的病例。反之，如若血中皮质类固醇激素水平较低，就会降低其对垂体的反馈性抑制作用，促使垂体分泌更多的皮促素与黑素细胞刺激素而出现色素沉着。例如切除双侧肾上腺皮质的狗，血中黑素细胞刺激素浓度显著增加，加服可的松后其值恢复正常；艾迪生病患者由于血液中糖皮质激素水平较低出现皮肤色素沉着，口服可的松则能预防这种色素沉着的发展；皮质类固醇激素仅能略为减淡离体蛙皮的色泽，从而推测皮质类固醇激素使皮肤变白的机制主要在于抑制垂体分泌黑素细胞刺激素，而对黑素细胞的直接作用则是轻微的。

（朱光斗）

肾上腺素与去甲肾上腺素对黑色素代谢有何影响？

肾上腺素与去甲肾上腺素系由肾上腺髓质分泌的激素，亦为肾上腺素能神经末梢释放的化学介质。它们在安静状态下分泌量很少，但遇到寒冷、疼痛、情绪激动等因素而使机体呈"紧张状态"时，在交感神经兴奋的同时，肾上腺髓质分泌增多。微量的肾上腺素、去甲肾上腺素即能抑制黑素细胞刺激素对离体蛙皮黑素细胞的作用。肾上腺素能受体有两种：兴奋 α 肾上腺素能受体可促进离体蛙皮色素颗粒聚集，使皮肤变淡，兴奋 β 肾上腺素能受体则可使色素颗粒弥散，皮肤变深。经研究发现，这与它们分别抑制与激活环磷酸腺苷有关。

（朱光斗）

甲状腺素对黑色素代谢有何影响？

甲状腺素由甲状腺分泌。它通过反馈作用抑制垂体分泌黑素细胞刺激素，也能促进细胞内生物氧化过程，提高神经系统（包括交感神经）兴奋性，其作用与肾上腺素、去甲肾上腺素密切相关。此外，伴发白癜风的甲状腺功能亢进患者并不少见，当他们切除甲状腺后白癜风即可完全消失。

（朱光斗）

褪黑激素对黑色素代谢有何影响？

褪黑激素主要由松果体分泌。松果体受颈交感神经节支配，刺激颈交感神经节可使松果体合成和分泌褪黑激素。松果体的分泌功能又与光照有密切关系，延长光照能抑制褪黑激素的分泌。实验表明褪黑激素对蛙黑素细胞的作用类似肾上腺素、去甲肾上腺素、乙酰胆碱等，然而褪黑激素对人和豚鼠却无明显褪色作用。

（朱光斗）

维生素B_{12}、叶酸和血清同型半胱氨酸与白癜风有关吗？

近年研究发现血清同型半胱氨酸（Homocysteine，HC）会增加细胞的氧化反应、白细胞介素-8产生和核因子kB（核转录因子）激活等途径导致黑素细胞破坏。体内维生素B_{12}/叶酸缺乏会导致血清同型半胱氨酸升高，而体内维生素B_{12}/叶酸达到足够水平会使血清同型半胱氨酸含量降低。患者血清同型半胱氨酸含量与维生素B_{12}含量呈负相关。

研究还发现血清同型半胱氨酸水平和白斑的数目、面积呈正向线性关系。与白斑单独发生于面部或躯干的白癜风患者相比，同时累及面部和躯干的白癜风患者与血清半胱氨酸的相关性更大。故有人建议将血清半胱氨酸值作为疾病严重度的一个生物学标志。

（朱光斗）

白癜风形成和黑素细胞自毁有关吗？

白癜风确切的发病机制尚不清楚，黑素细胞自毁是其可能的发病因素之一。黑素细胞主要功能是形成黑色素，人体的正常与健康的肤色是黑色素合成与代谢平衡的结果。当黑素细胞功能障碍或结构破坏时，黑色素形成减少或停止，但是黑色素降解与破坏依然进行，其结果皮肤色素变淡或脱失，便可引发白癜风。有学者提出白癜风的发生是由于细胞本身黑素细胞功能亢进，促使其损耗而早期衰退，并可能是由于细胞本身合成黑色素的中间物过度产生或积聚所致。黑素细胞内的酪氨酸的许多衍生物及体内生成的酚的降解产物通过抑制多巴（DOPA）形成色素的能力而抑制体内的色素合成。实验证明，这些物质对正常黑素细胞有损伤作用。在黑素细胞自毁过程中可能有免疫反应参与，即破坏了的黑素细胞又成为抗原，通过免疫机制形成抗黑素细胞抗体，使黑素细胞受到免疫反应的损伤，出现恶性循环，黑素细胞受损愈来愈多，愈来愈严重。这就可以解释白癜风在皮肤色深的黑人中患病率较肤色淡的黄种人与白种人高以及在正常皮肤颜色深的部位易白变的原因。我们统计分析了773例白癜风患者，发现99.64%病例中，其白斑的发生、加重与季节因素有关，特别是在春末夏初这段时间较易发生新的白斑，5.45%的病例有曝晒史，在严重晒伤或晒黑时发病。这也支持了黑素细胞自毁的学说。

（伍洲炜）

白癜风患者有哪些心理障碍？

精神创伤、用脑过度、思想紧张等会诱发白癜风，而患了白癜风之后又会引发多种心理上的问题。一个人的外表变化对人的性格、品行有很大的影响。白癜风主要影响人的性格，对突发的容貌上的变化会产生巨大的心理压力，表现为不愿意与亲朋好友及同学交往，回避社交活动惧怕被人知道自己患了白癜风，有种被歧视感与自卑感。如果情感长期处于压抑状态，特别是有自卑的心态，加上对白癜风的发生、转归了解不多，一旦经过多次用药未获明显疗效，就更会灰心丧气，甚至产生轻生厌世的念头，而这些又将反过来影响白癜风的治疗效果。心理专家通过采用心理健康症状自评量表（SCL-90）、汉密尔顿抑郁量表（HAMD）以及汉密尔顿焦虑量表（HAMA），对暴露部位白癜风患者和非暴露部位白癜风患者进行问卷调查分析，发现白癜风患者存在焦虑、抑郁等心理障碍。因此白癜风是一种心身疾病，需要结合心理治疗。

（孙　越）

白癜风会遗传吗？

白癜风的发病与遗传有关。经研究发现，白癜风可能是多基因遗传，伴有不同的外显率。曾发现在单卵双生子中2个均发病，以及家族内发病的情况，故有人提出白癜风可能是一种常染色体显性基因遗传所致。白癜风患者家族成员中发病情况各种报道不一，据国外资料统计，患者亲属中白癜风发病率在18.75%~40%不等；综合国内报道仅在3%~17.2%之间，较国外为低。我们曾调查分析了863例白癜风患者，发现118例（13.67%）的家族成员中共有261例（包括患者在内）患白癜风，其中1级亲属患者150例，占57.47%，2~3级亲属患者111例，占42.53%。虽有连续三代均有白癜风患者，或父女、母子、母女均患病的情况，但所占的比例较小。据报道，对美国白人家庭白癜风患病情况的研究，发现20%先证者（家族内第一个来看病的白癜风患者，并以该患者为基础进行亲代调查）的1级亲属有1个或多个白癜风患者，先证者父母患白癜风的相对危险度为7，同胞为12，子女为36。子女发病是其他1级亲属的1.6~1.8倍，说明后代发病危险度更高，其次为同胞、父母、祖父母。血缘关系愈近发病危险度愈高。我们对白癜风患者的染色体检查也发现部分患者染色体有程度不一的异常，如畸变细胞数较正常对照组显著增多，有极显著的统计学差异。畸变现象依次为断片、单体断裂、双着丝点及稳定性畸变。至于白癜风患者婚后所生育的子女会不会发生白癜风，这是人们所关注的问题，请详见白癜风患者能否结婚、生育一问。

（朱光斗）

白癜风与机体免疫功能有关吗？

随着免疫学的发展与研究的深入，免疫与白癜风的关系日益引起人们的重视。白癜风与免疫之间的关系有以下几种表现：

（1）对一种称为边缘隆起的白斑的白癜风，以及进展期白斑的边缘与晕痣作组织切片检查，可发现淋巴细胞或单核细胞浸润，或两种细胞兼有之。这两种细胞与免疫功能有关。

（2）有人测定白癜风患者的血液，发现其中有抗黑素细胞抗体，以及其他免疫学指标的改变。

（3）白癜风患者伴发自身免疫病（如红斑狼疮、类风湿关节炎等）的比率，或自身免疫病患者伴发白癜风的比率均较正常人患这类疾病的比率高。

（4）白癜风患者的同形反应率高。在我们统计分析的904例患者中，有127例（占14.1%）发生由各种原因引起的同形反应，从而使白斑病情加重。目前认为同形反应可能属于一种自身免疫现象。

（5）皮质类固醇激素治疗白癜风多能取得疗效，而且在白斑好转、消失的同时，血液中那些异常的免疫指标也随之好转或恢复正常。

（朱光斗）

白癜风会导致哪些免疫功能紊乱？

人体的免疫功能紊乱主要表现在细胞免疫与体液免疫两个方面，一般表现为细胞免疫功能低下及体液免疫功能亢进。白癜风导致的免疫功能紊乱有两种表现：

（1）体液免疫变化：我们测定了94例白癜风患者的血免疫球蛋白，发现治疗前血免疫球蛋白A、G、M值比健康人对照组明显增高；112例血清补体（C3）测定结果22例（19.6%）下降；30例血清总补体（CH50）测定，结果3例（10%）下降；25例血免疫循环复合物（CIC）测定，结果13例（52%）增高；测定65例血清抗甲状腺球蛋白抗体，结果21例（32.3%）阳性；测定34例血清抗甲状腺线粒体抗体，结果9例（26.5%）阳性；118例血常规检查结果有26例（22%）白细胞少于$4×10^9$/L（4000/mm³），16例（13.6%）血红蛋白低于90g/L（9%），54例（45.8%）血小板低于$90×10^9$/L（90000/mm³），同时我们还对伴血小板减少的30例白癜风患者进行研究，发现这些患者存在诸如血小板表面相关抗体和抗甲状腺球蛋白抗体、抗微粒体抗体增多等免疫学异常现象。血小板表面相关抗体有免疫球蛋白A、G、M和补体C3 4种；对11例白斑组织的直接免疫荧光检查，发现3例患者在基底膜处有免疫球蛋白G沉着。据有关文献报道，在白癜风患者血液中还可检查出抗胃壁细胞抗体、抗平滑肌抗体、甚至检查出抗黑素细胞抗体等。

（2）细胞免疫变化：曾对120例白癜风患者以1∶10000旧结核菌素做皮内试验，结果94例（78.33%）呈阴性；对90例患者以植物血凝素用皮内注射法进行皮肤试验，显示治疗前白斑处的皮试反应强度明显低于自身正常肤色处，以及正常肤色处的植物血凝素皮试反应强度治疗后比治疗前明显增强。此外，白癜风患者的淋巴细胞转化试验、自然化斑形成试验也显示出低下现象，以及T淋巴细胞及其亚群的异常改变，这些改变提示白癜风患者存在细胞免疫异常。有报道白癜风患者中某些细胞因子，如患者血清中白介素–2受体的变化存在异常。血清中可溶性白介素2受体高于健康对照组，在白癜风患者，进展期明显高于静止期。进一步研究表明，血清可溶性白介素2受体在寻常型白癜风与对照组比较有极显著统计学差异，而在节段型与对照组比较无明显差异；更有意义的是同一患者的白斑部位皮肤组织液中可溶性白介素2受体含量又明显高于无病变部位，提示可溶性白介素2受体的表达与白癜风的活动性有一定的关系。

（朱光斗）

白癜风发病与情绪有关吗？

我们在研究白癜风的病因时，发现情绪与白癜风之间有着密切的关系。多数患者在发病前后忧心忡忡、悲观消沉，导致寝食不安、彻夜不眠或寐则梦扰等，在一定程度上影响了工作、学习与青年男女婚恋，有的甚至因此而萌发了轻生的念头。这种"因郁致病"与"因病致郁"的因素对健康与黑色素代谢均有影响，女性则更为明显。有关资料表明，患有白癜风的成年女性中74%有明显的肝气郁结现象，表现为不同程度的痛经、经行胸腹胀痛、乳房结块与月经不调等。此外，由于心情过于紧张，体内还会分泌过量的肾上腺素以应付紧急状态，而肾上腺素是由酪氨酸转变来的，肾上腺素合成、分泌过多势必耗损酪氨酸，这样既影响黑色素的合成，又不利于白斑的治疗。

（朱光斗）

哪些职业的人群易患白癜风？

世界上任何地区、种族的人群均可罹患白癜风，在工人、农民、军人、财贸职员、学生及机关干部等社会各界人士中也均有白癜风患者。一般认为他们之间白癜风的发生率没有明显的差异。但如前所述，某些化学物质对黑素细胞有选择性的破坏作用，可导致皮肤脱色，如作为橡胶防护手套原料的抗氧剂氢醌衍生物，可引起接触部位的手和上肢皮肤永久性脱色；穿合成橡胶制成的凉鞋也可产生同样病变；生产这些产品的操作工也可发生皮肤脱色现象。

试验研究还证实对叔丁酚、氢醌、氢醌单苯醚、β-盐酸巯乙胺、N-（2-巯乙基）-二甲胺盐酸盐（MEDA）等化学物质都能使豚鼠、鼠、猫或兔的皮肤或（和）毛发发生脱色。因此，在生产对叔丁酚或以对叔丁酚为原料生产酚醛树脂的树脂业；含大量对叔丁酚的氯丁胶作橡胶或皮革制品黏合剂的汽车业（生产汽车坐垫、车顶衬里、车子内层）、皮革业（皮靴的制造与修理）；用含对叔丁酚、邻苄基对氯酚或含对叔戊基酚、邻卞基对氯酚、邻苯酚的消毒杀菌剂作房屋消毒的医院清洁工；戴含对苯二酚单苯醚的耐酸橡胶手套的制革业及其他行业工人；接触含对叔丁基邻苯二酚耐磨剂人员，以及以4,4-二羟联苯作防老剂的乳胶制品生产工人也都可能发生职业性白斑。

（朱光斗）

药物会诱发白癜风吗？

有时我们可以见到因久服某种药物而出现皮肤的脱色性病变。因使用药物而诱发的白斑称为药物性白斑。药物性白斑是一种继发性白斑。其发病机制不一，或是通过直接接触而诱发，如发生于眼周的白斑常由于使用滴眼液引起；或是通过光敏感作用而诱发，如服用人造香料、口服降血糖药与降压利尿药，这些药物含有磺胺基成分，如磺胺、噻嗪、氯噻嗪类、甲苯磺丁脲、格列苯脲（优降糖）等都具有光敏感作用。这种主要通过光敏机制而形成的白斑，常同时伴发着色过深现象，即白斑与黑皮（色素沉着）同时存在；或是药物含有巯基，通过其与酪氨酸酶竞争铜离子使酪氨酸酶活性下降或灭活，从而干扰了黑色素的正常代谢，阻止黑色素的形成而诱发白斑，含巯基的药物有胱氨酸、半胱氨酸、二巯丙醇与青霉胺等。此外，久服或常用硫脲、硫脲嘧啶、甲状腺素、肾上腺素、去甲肾上腺素等药物也会影响黑色素的合成代谢而诱发白斑，故使用时必须加以注意。另有报道说，鸟呋喃西林和对苄氧酚外用有时会引发类似晕痣样改变，应引起注意。

（朱光斗）

创伤会诱发白癜风吗？

人们时常见到因外伤而引起伤处皮肤白变或远处皮肤白变，甚至全身皮肤广泛性白变，或使原来白斑扩大、增多，病情迅速发展。如一位少女路过体育场时被一只凌空飞来的足球击中额部，不久额部被击处皮肤白变；一位男性青年因患阑尾炎穿孔而施行急诊手术后不久，在手术切口的瘢痕处出现白变，以后其他部位皮肤亦继续发生白变，类似的例子是很多的。其原因是复杂的，有的是因局部创伤处的神经纤维受损所致；有的是因严重的创伤使机体处于高度"应激状态"，使体内的神经内分泌系统功能紊乱，例如肾上腺素突然过量分泌而消耗大量的酪氨酸，从而大大降低了黑色素的合成代谢，使黑色素合成减少而引发白癜风。

（朱光斗）

为什么深色肤种的人群易患白癜风？

据有关白癜风的调查资料表明，深色肤种人群中白癜风的发病率可高达4%（如印度），而浅色肤种人群则低得多，丹麦为0.4%，美国白人为1%，两者的发病率相差显著。其原因还不十分清楚。从黑色素的代谢及黑素颗粒亦即黑色素形态看，深色肤种与浅色肤种的黑色素合成代谢过程是相同的，仅在合成的成熟黑素颗粒形态上有所区别，这表现在：

（1）浅色肤种的黑素颗粒色泽相对较淡，体积较小，椭圆形，呈集合型分布，亦即几个黑素颗粒裹在一起；深色肤种的黑色颗粒则相反，色泽深褐，体积较大，球形，呈单一型分布，亦即黑色颗粒单个存在。

（2）黑素颗粒从黑素细胞转移到邻近的角质形成细胞中时，黑素颗粒主要见于表皮的基底层与棘细胞层，而深色肤种的人在表皮各层均可见到黑素颗粒。

（3）黑色颗粒在角质形成细胞中的融化过程亦有不同：浅色肤种角质形成细胞内的黑素颗粒大部分被角质形成细胞内的溶酶体直接作用而融化，仅部分随着角质形成细胞的成熟而弥散到表皮各层（由基底层→棘细胞层→颗粒层→角质层），并随角质层的脱落而与表皮分离。而在黑色人种，角质形成细胞内的黑素颗粒则主要是后一条融化途径，即弥散到表皮各层，最后随角质层的脱落而与表皮分离。因此这就是深色肤种人们肤色较深的原因。

（4）深色肤种的黑色素合成代谢可能比较旺盛，如果一旦给予像紫外线那样的激活因素，黑色素合成代谢会极为旺盛，由此就会加快黑素细胞的耗损；由于旺盛的黑色素代谢，其中间产物的过分堆积反过来又能杀伤黑素细胞，从而阻碍了黑色素的合成代谢而发生脱色性病变，实际上肤色较深的人接受阳光紫外线照射的机会亦是较多的。这也是为什么深色肤种的人群易患白癜风的原因。

（朱光斗）

环境污染与白癜风有关吗？

从白癜风的发病情况看，城市比农村，工业较发达的地区，特别是化学工业较发达的地区比工业基础薄弱的地区发病率要高。已知由于职业等原因接触某些烷基酚化合物（如对叔丁酚等）后可诱发白癜风。如果工业中越来越多的生产和应用一些酚类化合物，白癜风的发病率势必亦将随之增多。如果治理环境不善，造成空气、水源等污染，也可导致生活在该环境中的人们更多地发生白癜风。

（朱光斗）

白癜风与自身免疫疾病有关吗？

自身免疫疾病与白癜风的发病关系已引起人们的重视。

（1）据统计，国外报道20%~30%白癜风患者并发自身免疫疾病，常见的有甲状腺炎、甲状腺功能亢进或甲状腺功能减退、糖尿病、慢性肾上腺功能不全、恶性贫血、类风湿关节炎，其他如局灶性肠炎、红斑狼疮、硬皮病等。据国内统计，白癜风患者伴自身免疫疾病为4.76%~6.69%较国外为低。

（2）白癜风患者的家庭成员中自身免疫疾病的发病率也比一般人群高。

（3）自身免疫疾病患者发生白癜风的比率也较一般人群高10~15倍。

（4）有些白癜风患者虽不伴自身免疫疾病，但血中可检出器官特异性自身抗体，如抗甲状腺球蛋白抗体、抗平滑肌抗体、抗胃壁细胞抗体、抗核抗体等。有人测定120例白癜风患者的血液，发现大约半数患者的血清中有一种或几种自身抗体高于正常值。这表明白癜风患者的血液中自身抗体发生率增加。有人测定48例白癜风患者的人类白细胞抗原HLA-DR$_4$，结果48%是阳性，而正常对照组仅28%是阳性，提示部分白癜风患者对HLA-DR$_4$敏感，其原因是受自身免疫性影响所造成的。

（5）部分患者对皮质类固醇激素治疗有效，间接说明白癜风与免疫有关。

因此，对于某些白癜风患者，特别是发病年龄较晚的患者，因常可同时伴发器官特异性自身敏感性疾病，如甲状腺疾病、恶性贫血、糖尿病、支气管哮喘、异位性皮炎等，应定期随访观察。

（朱光斗）

什么叫表皮氧化应激，它对白癜风发病有什么影响？

表皮氧化应激可以简单地理解为表皮内过氧化氢（H$_2$O$_2$）增加，其对黑素细胞及黑色素代谢有直接及间接作用。其间接作用为降低参与黑素代谢的相关酶活性，如不同程度的抑制了黑素合成过程中酪氨酸羟化酶、多巴氧化酶等酶的活性，同时又刺激了细胞内肿瘤坏死因子α和转移生长抑制因子β的生长，而后面这两种因子是黑色素形成的抑制剂。过氧化氢酶可分解过氧化氢。当表皮内存在高浓度过氧化氢时可以使过氧化氢酶的活性失活，使其活性降低。而过氧化氢酶的低活性又加重了过氧化氢的局部聚集，造成了黑素细胞和角质形成细胞的损伤等；还可抑制硫氧蛋白及硫氧蛋白还原酶的活性，而后者可以把过氧化氢还原成水而减轻表皮的氧化应激；其直接作用是直接损伤细胞，已知表皮上有3种细胞，即角质形成细胞、郎格汉斯细胞和黑素细胞，它们对黑素的生成、代谢及转移均有不同的作用，一旦损伤会出现形态上的改变，如细胞空泡形成、变形，纤维和脂肪变性，出现细胞内颗粒、粗面内质网扩张等。细胞形态上改变必然导致功能的异常。正常情况下，与角质形成细胞比较，黑素细胞内过氧化氢酶和谷胱甘肽过氧化物酶活性偏低，对过氧化氢更敏感，亦即更容易受到过氧化氢的伤害。在白斑区黑素细胞数目常减少甚至缺乏。有人还做过试验，在培养的细胞中加入活性氧可诱导细胞凋亡，若加入抗氧化剂可阻断细胞凋亡。

基于白癜风发病的表皮内氧化应激学说，故近年来有人试用抗氧化剂来治疗白癜风病取得一些疗效。

（朱光斗）

自由基损伤学说包含哪些内容？

白癜风患者白斑皮肤内存在自由基生成过多及清除障碍。我们曾对白癜风患者的自由基清除系统进行了检测，结果发现铜、锌离子低于正常人，以及作为细胞外的一种极为重要的自由基清除剂，即血清中超氧化物歧化酶（SOD）及铜蓝蛋白（CP）也低于正常人。铜、锌严重缺乏时会引起铜、锌-超氧化物歧化酶（Cu-Zn-SOD）合成明显减少，造成自由基形成和清除之间的平衡受到破坏。我们还发现在检测的病例中，丙二醛（MPA）含量明显高于正常人。丙二醛是脂质过氧化产物，直接反映自由基引起脂质过氧化的指标，它又是细胞损伤与人体衰老的指标之一。这些变化提示白癜风患者脂质受到自由基，如超氧阴离子（O_2^-）、羟自由基（$OH\cdot$）、单线氧（$^1O_2$）脂质过氧化物等自由基的异常氧化。那么这些自由基会有哪些危害呢？这些氧自由基的细胞毒性表现为使生物膜（细胞膜、核膜等）中不饱和脂肪酸过度氧化，破坏了生物膜的结构和功能而引发细胞、组织损伤。在氧化反应中产生的脂质过氧化物（LPO）可导致生物膜的流动性、通透性及完整性破坏。进而使膜的双层结构断裂，这样既破坏了细胞膜又损伤了溶酶体，从而释放出大量溶酶体酶，后者可水解、破坏细胞与基质，导致后者再释放出过氧化物（H_2O_2）又继发引起组织损伤，如此周而复始，形成恶性循环。如果这个恶性循环发生在表皮，发生在黑素细胞和角质形成细胞之间，便有可能引发白癜风等疾病。

自由基在白癜风发病中除直接作用于黑素细胞外，还有其间接作用，即抑制组织中硫氧还蛋白还原酶（TR）的活性而发挥其治病作用。硫氧还蛋白还原酶与膜连接既能降低细胞表面的自由基，又能将细胞外的自由基在渗透到表皮细胞之前将其降解，起到双重阻止自由基对细胞损伤与破坏的作用。

已知皮肤在外伤、紫外线照射后可产生各种自由基，白癜风患者常伴有上述这种情况。因此，皮肤中功能完好的自由基清除系统显得更为重要。机体细胞存在清除、抑制自由基的反应体系，这些体系包括维生素E、维生素C、超氧化物歧化酶、过氧化氢酶（CAT）、过氧化物酶（POD）、谷胱甘肽还氧酶、谷胱甘肽过氧化物酶（GSH-PX）、单胺氧化酶（MAO）等。因此维持自由基形成和清除之间的动态平衡可以起到对健康的保护与对疾病的治疗作用。

（朱光斗）

白癜风的发病与微量元素有关吗？

人体内必需的铜、锌、铁、锰、钴、钼、硒、铬等微量元素主要参与酶系统的催化功能，参与各种代谢，维持人体正常的生理功能。但有的微量元素虽不构成酶的活性部分，但是维持酶分子具有活性结构的必需成分，故也是不可或缺的。人们由于偏食、饮食结构不合理以及胃肠道功能紊乱、吸收障碍等原因会造成体内微量元素的不足而发生相应的一些症状。据我们的测定以及文献报道的资料，白癜风患者体内以及皮肤内铜、锌的含量低下。黑色素合成代谢必须两种物质，即酪氨酸与酪氨酸酶，其中酪氨酸酶必须以铜为辅基才能发挥其生物活性，在缺铜时酪氨酸酶活性降低，使黑色素合成减少或不能，而容易发生白癜风。此外，锌也参与酪氨酸酶基因家族中的另一个成员，即酪氨酸酶相关蛋白2（TRP-2）的活性部分，但是有人研究发现高浓度的锌对酪氨酸酶有抑制作用。锌又是黑素细胞中含量最多的过渡金属元素，可抑制黑素生成中酪氨酸羟化，从而使黑素生成下降，故在选择锌剂药物治疗时应加以注意。上述研究也指出，此时加入过量的铜盐可逆转被高浓度的锌所抑制的酪氨酸酶的活性。另一组研究表明铁、镍、钴元素可能通过竞争性争夺酪氨酸酶的铜结合位点，从而影响酶的活性，不利于黑色素合成代谢。还有研究表明部分金属离子对黑素自身氧化过程中氧化氢生成速率影响。结果表明锌、镁、锰、镍能提高过氧化氢的生成速率，而铁、铜则可将过氧化氢还原成羟自由基。故微量元素对白癜风的作用靶点可能为：①影响黑色素的合成；②影响黑素的自身氧化。

血清中的铜几乎全部与血浆蛋白结合并具有氧化酶特性，故称血清铜氧化酶。测定血清铜氧化酶可直接客观反映体内铜的情况。我们对141例白癜风血清铜氧化酶进行测定，发现寻常型白癜风血清铜氧化酶活性明显下降，而其他各型如节段型、肢端型与伴发甲状腺功能亢进者与正常人比较无显著差别。故铜元素的不足或缺乏可能是寻常型白癜风的发病机制之一，对这类患者可适当补充铜元素治疗。此外，体内缺乏铜、锌还会降低超氧化物歧化酶活性，影响其对自由基的消除，因为铜、锌两元素是铜、锌-超氧化物歧化酶（Cu-Zn-SOD）的组成部分。此外，白癜风患者血清和皮损内硒含量显著下降，硒具有清除自由基、保护细胞膜的作用，白癜风患者可适当补充。虽然白癜风患者存在某些微量元素下降的情况，但是患者补充锌制剂等微量元素后，多数看不出效果。表明白癜风患者的微量元素缺乏不是病的主要原因，可能是继发或伴发的。至于为什么会出现上述情况，原因尚不明了。

（朱光斗）

白癜风还有哪些诱发因素？

白癜风病因不明，发病与诸多因素有关，除已提到的遗传因素、黑素细胞自毁、免疫因素、氧化应激因素外，还有精神因素、饮食因素、物理因素、化学因素、炎症因素、季节因素以及年龄与生活作息等因素有关。

在寻找白癜风发病原因及诱发因素时，均要予以考虑。因这方面内容丰富，篇幅过长，特分为各专题加以讨论。故请参阅本书中各相应条目。

（伍洲炜）

白癜风的精神性诱发因素有哪些？

皮肤，是人类内部心理活动的表达器官之一。大量的临床病例证明，精神因素是白癜风发病或病情加重的一个不可忽视的诱因。据估计，约有2/3的病例在起病或皮损发展阶段有引起精神紧张的因素，如车祸、经济纠纷、家庭纠纷、失恋、失业、亲人亡故、升学应考等，从而造成精神创伤、过度劳累、思虑过度、焦虑悲哀、甚至寝食不安、彻夜不眠等情况。此即所谓"因郁致病"。亦有患者患白癜风后，担惊受怕、忧心如焚，甚至悲观自卑，失去生活信心，致使病情发展迅速，白斑扩大，此即所谓"因病致郁"，因此形成恶性循环，使治疗难以奏效。

（伍洲炜）

白癜风的饮食性诱发因素有哪些？

（1）过量摄入维生素C：维生素C是还原剂，参与酪氨酸代谢，抑制多巴的氧化，可使皮肤中形成的黑色素还原为无色物质和使黑色素转变为水溶性的胶样物质，从而使黑色素形成减少。维生素C广泛存在于水果、蔬菜及一些植物的叶中。含量丰富的水果包括甜瓜、葡萄柚、木瓜、草莓、柑子、橘子以及西瓜、酸枣。富含维生素C的果汁包括葡萄柚汁和橙汁。有些水果汁是强化了维生素C的，包括苹果汁、酸果汁以及葡萄汁。富含维生素C的蔬菜包括芦笋、花椰菜、圆白菜、菜花、芥菜、辣椒（红的或绿的）、马铃薯、甘薯和西红柿以及西红柿汁。一般来说，带酸味的水果或蔬菜中的维生素C含量普遍较高。我们强调患者对日常维生素C含量较大的柑橘、苹果、西红柿类可做必要的限制，但门诊病史搜集时发现更多的患者是因过量摄入药物性维生素C，如日常保健性长期内服果味维生素C，或其他疾病治疗中长期大量口服、注射（输液）维生素C而造成白斑扩大，病情加重。我们曾发现多例稳定期白癜风患者因短期服用维生素C泡腾片而发生白斑扩大的现象。

（2）酒与海鲜：由饮酒或食海鲜导致白癜风发生或加重的病例屡见不鲜。常以过量饮酒或过食海鲜1周左右发病。一些门诊患者能明确指出自己初发病与饮酒、进食海鲜的因果关系，也有一些患者诉说自己每次饮酒或食海鲜后白斑扩大。一些从事饮食服务行业或不能戒酒者，白斑扩展往往很难控制。其病理机制，可能与饮酒影响神经内分泌功能、损伤肝脏、影响蛋白质与锌的吸收合成有关。对于健康的、又没有对酒精及海鲜过敏的患者，适度饮酒有助于疏通经络、活血化瘀，有利于疾病康复。海产品特别是贝壳类多含有丰富的矿物质，常吃有助于补充人体必需的微量元素，如铜、锌等。

（3）含酚类食物：单酚或多酚是生物合成黑色素的中间物质，这种物质已被证实可经外界给予而诱发白癜风。含酚类的化合物在日常生活中使用广泛，多种植物性食物、咖啡、蔬菜、水果及很多食品添加剂中含有大量的酚，对黑素细胞具有细胞毒性作用。此外，我们在临床中发现许多挑食、偏食、饮料摄入过多，以及肥胖儿患者，病情容易反复，往往难以控制。

（伍洲炜）

白癜风的物理性诱发因素有哪些？

白癜风是一种后天的皮肤脱色素性疾病，由于皮肤直接与外界环境接触，因此外界的物理性因素在白癜风的发病中起着不可忽视的作用。诱发和加重白癜风的物理因素主要有：

（1）日光：日光中的紫外线（UV），能激活黑素细胞，表现为单位面积黑素细胞增多，黑素小体生成旺盛、移动加快，UV能激活酪氨酸酶活性，促进黑素小体的生成，同时 UV 又能抑制存在于皮肤中的巯基，从而激活被抑制的酪氨酸酶的活性。因此，UV 是黑素细胞制造的动力。但是过度的日光曝晒，又可导致黑素细胞功能过度亢进，促使其耗损而早期衰退；黑素生成过多，中间产物蓄积，造成黑素细胞的损伤或死亡。晒伤不仅直接使黑素细胞受损，同时，表皮细胞受损，黑素细胞与角质形成细胞接触不良，黑素小体不能通过表皮通畅排泄，导致黑素小体阻滞，继发黑素细胞功能衰退；受损的角质形成细胞释放多种炎性因子，可直接损伤黑素细胞，抑制黑素的合成；而变性或死亡的黑素细胞，作为抗原，进一步导致抗黑素细胞抗体的产生，诱发免疫功能紊乱，引起白癜风病。正因为如此，白癜风病常发生于旅游、日光浴、晒伤后，且常出现在暴露部位及肤色较深的部位。说明黑素细胞功能活跃的部位或黑素细胞加速合成黑素时，容易使黑素细胞自身破坏。但是值得注意的是，有的白癜风患者因为担心日晒加重白癜风，长期避光，这对病情也是不利的。UV 是黑素细胞产生黑素的动力，我们在临床上也采用特殊的紫外线对白癜风进行治疗。适当的日光照射可以使得黑素细胞激活，产生黑素，使皮肤复色，患者应避免的是长时间的日光曝晒。

（2）外伤、手术、冻伤、烧伤：这些因素不仅能使局部皮肤变白，亦可引起远离部位的白斑。手术及外伤患者常在皮肤切口部位出现白斑，严重者可导致泛发性白癜风。这些因素对于患者来说都是一种应激状况，可以造成精神紧张、内分泌及免疫功能紊乱，造成黑素细胞损伤。

（3）机械性刺激：摩擦、压迫、搔抓是白癜风常见的诱发因素，如戴眼镜者常在鼻梁两侧和耳部发生白斑；乳罩、内裤、腰带过紧，常在乳房、腹股沟、腰部出现白斑；洗澡用力搓擦，在皮肤擦伤部位出现白斑；小儿因鞋大小松紧不适，在足背，内外踝处发生白斑；蚊虫叮咬或皮肤瘙痒反复搔抓后诱发局部白斑；曾有一位患者练拳击沙袋，两个月后在双手第 2~4 掌指关节和指间关节发生白斑。这可能与局部的刺激直接损伤神经细胞，造成局部神经末梢损伤有关。

（伍洲炜）

白癜风的化学性诱发因素有哪些？

最多见的仍是接触酚类化合物所致，如焦儿茶酚，对苯二酚、对叔丁酚、苯酚、丁基酚、丁基酸等化学物质可由外界给予诱发白癜风。这类物质对黑素细胞有选择性破坏作用，从而引起色素脱失。主要位于接触部位，如在橡胶、塑料和树脂制造业中，对叔丁酚是一种重要原料，经常戴橡胶手套者可引起手部白斑；避孕套可引起男女外生殖器白斑；戴眼镜者可引起鼻梁、颧骨和耳部白斑；儿童经常玩塑料玩具者可引起手部白斑，穿塑料鞋者可引起足背、足内外侧缘白斑；外搽含有酚类物质的化妆品、祛斑霜可引起面部白斑；摄影师在接触了含有酚类物质的定影液后引起手部白斑；酚和儿茶酚在工业上曾用作杀菌清洁剂，与这类制品接触，亦可引起手部白斑。本类物质不仅引起接触部位白斑，而且可诱发全身其他部位出现白斑，其机制有二：一是有害物质损伤局部黑素细胞后，可通过神经免疫机制而扩散至其他部位；二是有些酚类物质可通过呼吸道或皮肤进入体内；多种植物性食物、咖啡、蔬菜、水果亦含有大量的酚，可经消化道进入体内，通过全身作用而引起白癜风。

此外，外涂过氧化氢、氧化氨基汞（白降汞）软膏；皮质激素局部封闭；经常接触石油、漆、沥青，亦可引起皮肤色素脱失。一位来自某制药厂的患者诉说该厂在定期的生产维生素C制剂期间，许多工人出现皮肤白斑，但生产停止后，白斑多数可自行消失，可能是通过皮肤接触和吸入途径发生作用。

（伍洲炜）

白癜风的炎症性诱发因素有哪些？

白癜风是一种原发性色素脱失性疾病，与炎症后的继发性色素脱失不同。但是各种炎症可以造成局部神经细胞损伤或导致机体应激，导致局部或全身的免疫或内分泌紊乱，从而诱发或加重白癜风。有不少患者在感冒、发热、咽痛之后不久患白癜风；病毒感染如水痘病不仅可在皮损处引起白斑，而且在皮损之间的正常皮肤上也可引起白斑。更有一些白癜风患者在患水痘、感冒、咽痛后原白斑扩大、增多，其机制我们在前面已有分析，但更确切的机制尚待进一步探讨。过敏性皮肤病如湿疹、荨麻疹伴发白癜风可能系免疫系统紊乱所致。

（伍洲炜）

引发白癜风的季节因素有哪些？

白癜风与季节有明显的关系。本病春夏发病率明显增高，秋冬季较低。许多患者常在春季或春末夏初发病或加重。其主要原因与紫外线有关，一方面，春季气候干燥，紫外线穿透性强，到达地面的量多；另一方面，经过冬季，人体对紫外线的适应性又处于较低水平，所以春末夏初发生日光性皮肤病比例增多，同样白癜风的发病率亦增高。在初春发病者，又常与春节期间饮食、作息、情绪波动有关。当然亦不能排除与不同季节的气温、气压、湿度等自然因素影响内环境，引起神经内分泌改变有关。需要指出的是，一些手部白斑的患者常诉其夏季加重，冬季减轻或冬季消失，夏季复发现象，事实上是因不同季节，白斑周围正常皮肤色素深浅变化而引起白斑与正常肤色的反差发生了改变，形成的视觉误差。了解这些之后，患者就应该根据季节的不同注意适当的日光防护和生活调节，在节假日期间不要过度饮酒、熬夜，也不要打破平时的生活规律。同时，患者要根据不同的季节对接受日晒的时间做出调整，例如，冬春季阳光斜射地面时宜选择中午前后，照晒得时间可以长一点；春末夏初之际阳光直射地面，要注意避免强光曝晒，宜选择上午、傍晚，照射时间可以缩短一些，次数多一些，这样可以减少强烈的阳光照射对皮肤的损伤，有利于发挥紫外线的治疗作用。

（伍洲炜）

引发白癜风的生活作息因素有哪些?

白癜风的发病与加重,往往与生活作息不规律有关,可能是由于作息不规律会导致生物钟紊乱和神经内分泌失调。曾遇一位是厂办公室主任的中年女性患者,用药两个月后白斑明显缩小,黑素岛覆盖白斑面积70%左右。但此患者在元旦前加班3个晚上至深夜,之后白斑迅速扩大,产生的黑素岛逐渐减少;另一位从事桑拿浴业美容美发的女青年患者,经7个月的治疗,更换多种治疗方法和药物,均不能控制病情,白斑依然发展较快,由此,作息不规律对白癜风的影响非常大。

综上所述,各种外环境因素包括社会环境因素和自然环境因素,在白癜风的病因学上有重要意义。患者在积极治疗的同时,应尽可能分析自己的病情活动规律,发现与自己病情变化相关的环境诱发因素。这是提高治疗效果、避免病情波动和疾病复发的一个不可忽视的重要环节。从某种意义上讲,发现一种诱发疾病的因素比发现一种有效的治疗方法更有意义。

(伍洲炜)

症状篇

白癜风皮肤损害有哪些特征？

全身任何部位的皮肤均可发生白癜风。白斑多发生在易受摩擦及阳光照射的暴露部位，特别是颜面部（如眉间、眉毛内侧、鼻根与颊部内侧相连部位、耳前及其上部，包括前额发际帽檐处及唇红部）、颈部、腰腹部（束腰带处）、骶尾部、前臂伸面与手指背部等处。典型的白斑多呈指甲至钱币大，呈圆形、椭圆形，以后虽然可扩大或相互融合成不规则的大片型，但无论其形状如何变化，总是可见白斑边缘有较周围着色加深的色素带和（或）白斑中夹有岛屿状的色素点；另一种典型的白斑是沿神经分布的带状或条索状脱色斑，白斑的边缘如刀切样整齐。见到这样的脱色斑就可诊断为白癜风。

（朱光斗）

如何识别早期白癜风？

一般认为白癜风是一种容易诊断而治疗困难的皮肤病，事实上并不完全是这样。对于一些早期或不典型病例，不少有经验的皮肤病专科医生在诊断时感到困难。因为极早期时白斑的脱色程度轻，而且与周围正常皮肤的分界线模糊不清，这种情况如发生在皮肤较白的人身上，常难及时做出诊断。不过这种早期白斑有其特殊之处：①多无痒感，即使有也极轻微。②脱色斑数目少，一般仅1~2片，而且大多出现在暴露部位的皮肤上。③除色素脱失外，脱色斑处的皮肤与周围皮肤一样，没有炎症、脱屑或萎缩等变化。④在无其他皮肤病时应首先考虑早期白癜风。

对于那些一时难以明确的患者，先不要随便用药治疗，应与医生配合，定期随访观察，以期早日明确诊断，及时采取相应的治疗。

（朱光斗）

白癜风易发生在哪些部位，为什么？

白癜风是由于黑色素代谢功能紊乱而造成的脱色性病变，因此从理论上说凡是有黑素细胞的组织均可以发生脱色性病变。但是白癜风的脱色斑主要是发生在易受阳光照射及摩擦的部位，如面部、颈部、腰带处、骶尾部与指趾背部。此外，女性胸罩的带子或纽扣压迫处、疝托支撑处、肛门口及女阴部也是白斑的易发部位。那么，为什么这些部位容易发生白斑呢？鉴于白癜风的病因尚未完全明了，只能推测其主要原因可能有两种：暴露部位如面部皮肤单位面积里的黑素细胞密度很高，黑素细胞密度高的部位易于发生黑色素代谢紊乱性疾病如白癜风，加之外露部位的皮肤易受阳光照射，以及外界的损伤等因素影响而增加了发病的机会；摩擦部位易发生白斑主要是由于局部创伤所致。

（朱光斗）

何谓边缘隆起性白斑？

有时我们可见到一些患者的新发白斑，且在脱色不太明显的白斑的边缘有一环状或半环状稍稍隆起的暗红色晕轮。这种炎症性的晕轮可持续数周之久。这种所谓边缘隆起性白斑是早期白癜风的一种特殊表现，在晕轮消失后，脱色更为明显。因此，应提高对这种白斑的认识，争取早日诊断，及时治疗。一般认为这种白斑属于免疫源性的，皮质类固醇激素治疗常有效。

（朱光斗）

白癜风有哪些类型，为什么要加以区分？

白癜风是皮肤（包括黏膜）的脱色性病变，其色素脱失的程度因人而异；在同一人体，又随着部位不同而有差别；即使在同一部位者，也可因脱色程度而显示不同色调。其色调可多至3种，即自内向外表现为白、灰白、近正常肤色的三色反应。有的完全变白，周围皮肤微红，或呈灰白色。白斑的数目不定，可局限于身体某部，或分布在某一神经节段，或泛发全身。有的白斑很少变化或自行消失，有的持续终身，有的逐渐增多、扩大。根据白斑的形态、部位，分布范围及治疗反应，白癜风可分为两型，即寻常型和节段型：

（1）寻常型：分为局限性、散发性、泛发性和肢端性：①局限性白斑：白斑大小不一，孤立或成群分布在身体的某一部位；②散发性白斑：指白斑呈散在性、多发性，往往对称分布，其总面积不超过体表面积的50%；③泛发性白斑：泛发性白斑多由散发性发展而来，白斑大多相互融合成不规则的大片，遍及体表的大部分，有时仅残留小片岛屿状正常肤色；④肢端性白斑：白斑初发于人体的肢端，如面部、手足指趾等暴露部位，而且主要分布在这些部位，少数可伴发躯体的泛发性白斑。

（2）节段型：又称偏侧型，此类型白斑分布范围相当于某一神经（或皮节）节段支配的皮肤区域。一般认为节段型白癜风的发病原因主要是神经因素起作用，除早期治疗者外，一般较难治愈。

肢端性白斑在日本又称为颜面肢末型白斑，并认为与免疫因素有关，亦有认为与甲状腺功能有关，似更难治愈，特别是手足等部位的脱色素病变。因此，上述白斑的分型有助于预估可能的发病原因及其治疗效果。

（朱光斗）

什么叫晕痣，晕痣有哪些表现？

晕痣又称离心性后天性白斑或获得性远心性白斑。这类白斑通常是指围绕色素痣的局限性色素减退，以后痣本身也可褪色而皮损继续发展。

男女老少均可发生晕痣，以儿童及青壮年多见。这种白斑常位于躯干部，特别是背部，偶尔见于头面部，发生在上肢者少见。大小不等均匀一致的白晕逐渐增大到0.5~1cm或更宽。白色晕轮与色素痣可同时发生，或者围绕整个痣周围间隙发生。其边缘无色素增殖。据统计，3%~5%晕痣患者，其中央痣可以变平，最后消失，其消失时间在5个月~8年之间，随后一些白晕也渐消退，但更为常见的是晕痣一旦形成就持久存在，其白斑持续很久或继续扩大。

大多数患者晕痣的中央痣为自幼或原先存在的痣，以后突然发现痣周围的白斑。色素痣受到抓伤、冷冻等创伤后，可能会转为晕痣。

以色痣为中心的晕痣和痣周围白癜风的区别在于，后者是白癜风偶然波及痣周围，或是靠近痣的皮肤，它的发生、发展与痣的存在无关。应用脱色剂有时会造成晕痣样皮损。

晕痣的病理学特征是痣周围及真皮内浓密而拥挤的单一核细胞浸润，有的患者单一核细胞与痣细胞混杂，两者很难分清，而被称为炎性晕痣。从病理学看，倾向认为晕痣是由免疫反应引起的。

晕痣大部分是以色痣为中心，亦有是毛痣、蓝痣、先天性巨大型痣、乳头状痣，更少见的是纤维瘤、神经纤维瘤、老年疣、扁平疣、肉样瘤、扁平苔藓、瘢痕、瘢痕疙瘩、银屑病等，或为原发性或继发性恶性黑色素瘤。故晕痣患者，特别是老年人应排除其伴发恶性黑色素瘤的可能。

晕痣和白癜风可以同时存在，但是文献对于晕痣与白癜风在同一患者的发病率报道不一。综合统计资料显示晕痣伴有白癜风的发病率为1%~47.8%，白癜风伴有晕痣的发病率为0.5%~50%。这两组观察数字相差悬殊，可能与被观察统计的病例数有关。通常观察病例数越多，所得到的百分比会越低。另有一组1410例白癜风患者数据显示，只有5.9%病例伴发晕痣，这已高出正常人对照组5倍多。

晕痣一般不需要治疗。晕痣的中央痣若以冷冻、激光或手术除掉，则有白晕扩大及继发白癜风的倾向。晕痣伴发白癜风时，应按白癜风治疗。

（朱光斗）

晕痣与白癜风有关吗？

晕痣与白癜风在同一患者的发病率报道不一，其中尤以泛发性白癜风患者的晕痣发病率为高。又由于晕痣的白晕与白癜风的脱色，两者的临床表现均为呈白色的色素脱失斑，在组织病理学和超微结构方面的改变也相类似。我们曾见到当晕痣中央痣消失后，其白晕扩大，随之身体其他部位陆续发出新的白斑病例。因此，大多学者认为晕痣是白癜风的一种类型。但是也有不少人对此持有不同的看法。

（朱光斗）

何谓完全型白斑和不完全型白斑？

白癜风是皮肤的一种脱色素病变，其脱色程度因人而异，即使在同一个患者身上，其脱色程度也常因部位不同而有差异。因此，有人根据病变处色素脱失情况，将白斑分为完全型与不完全型两类：

（1）完全型白斑的特点：①白斑表现为纯白色或瓷白色，白斑中没有色素再生现象。②白斑组织对二羟苯丙氨酸（多巴）反应为阴性。③白斑组织内黑素细胞消失。

（2）不完全型白斑的特点：①白斑脱色不完全，白斑中可见色素点。②白斑组织对二羟苯丙氨酸（多巴）反应为阳性。③组织中黑素细胞数目减少。根据上述两型白斑的特点，不完全型白斑是药物能治好的，其治愈机会较大；而完全型白斑是药物所不能治好的，一般可使用遮盖疗法，以达到某种美容上的需要。若在暴露部位，小面积者可用黑素细胞移植治疗。

（朱光斗）

如何区别白癜风的进展期与稳定期，它们在临床上有什么意义？

白癜风的病期可分为两期，即进展期与稳定期：

（1）进展期：白斑增多，原有白斑逐渐向正常皮肤移行、扩大，境界模糊不清；可常见到由于外用药物的强烈刺激而使白斑扩大；不少患者还可因遭受机械性刺激如压力、摩擦（如紧身衣、过紧的胸罩、腰带、月经带、疝托等）使原先正常的皮肤发生白斑，或促使原来白斑扩大而出现同形反应现象。其他形式的局部刺激，如烧伤、晒伤、冻伤、放射线照射与感染等也可有此反应，甚至因该反应而使皮损泛发全身。

（2）稳定期：白斑停止发展，境界清楚，白斑边缘色素加深。此期白斑不会因外涂药水或机械性刺激而出现同形反应现象，因此可选用有光敏作用的刺激性较大的外涂药物，促使稳定期白斑向好转期转化。在好转阶段，白斑境界清楚，边缘色素加深，并出现色素带，后者逐渐向白斑中央渗入而使白斑内缩，或在白斑中出现毛孔周围散在或岛屿状的色素区，白斑的数目也随之逐渐减少。

（朱光斗）

何谓白癜风的同形反应，有哪些因素易引起同形反应？

同形反应是指由于外伤等刺激后在皮肤局部的外伤部位发生一种新的皮肤损害，或在原先存在的皮肤病上发生与原先疾病相同的新皮肤损害。白癜风的同形反应，是指由皮肤炎症或外伤后开始局部发生白斑或使白斑扩大的一种现象。白癜风的病因复杂，有很多因素可诱发或加剧白癜风损害。而同形反应也是白癜风的激发因素之一。我们曾对904例白癜风患者进行调查，有127例（14.05%）因同形反应而诱发或促使白斑扩大、增多。诱发同形反应的因素较多，经研究资料表明，以外涂药水的刺激因素及各种原因的皮肤炎症（如药物性皮炎、神经性皮炎、湿疹、过敏性皮炎、多形红斑、荨麻疹、扁平苔藓等）后继发的同形反应最多，其他因素依次为手术刺激、外伤、机械压迫或摩擦，以及局部感染（病毒或细菌）后。由同形反应诱发的白斑大多数局限在炎症或外伤部位，逐渐向四周扩大，亦可在远隔部位的正常皮肤上逐渐发生白斑损害。从外伤到局部皮肤发生白变时间为10天~2个月不等，多数在3~4周。白癜风同形反应的发生机制还不十分清楚，推测可能由于外伤以及皮肤炎症等刺激，引起表皮和真皮在某种程度上的破坏，产生自身抗原引起机体一系列免疫学变化及反应，从而产生上述皮肤病理变化。因此，同形反应可能属于自身免疫现象。白癜风的这种同形反应多发生在进展期，有的患者发病时以同形反应的形式出现。

（朱光斗）

为什么白斑有时会有瘙痒感？

通常认为白斑是一种没有炎症的局部色素脱失斑，表现为皮肤和毛发变白，但是皮肤没有萎缩、硬化及脱屑等变化，因此也就没有不舒服的感觉，仅由于脱色处皮肤缺乏黑色素不能阻挡紫外线的照射，曝晒后可引起灼痛、红斑及水疱等炎症反应。但是有20%~25%的患者在发病之前或同时局部有瘙痒感，亦有患者在病情稳定时因某种因素发生痒感，随之白斑扩大或出现新的白斑。因此，白癜风患者没有其他因素影响而出现瘙痒时，多数提示病情有发展。

白癜风的治疗一般是在白斑局部使用外涂药，而治疗白癜风的外涂药物多具有光毒性或光敏性，通过紫外线的照射使药物刺激皮肤，以致引起亚临床炎症消耗巯基、激活酪氨酸酶活性而促使黑素细胞产生黑色素。因为有炎症的存在，此时的白斑局部常有痒感，这种痒感是治疗后发生的，是正常的反应，不意味着白斑将发展。

（朱光斗）

怎样识别蓝色白癜风？

蓝色白癜风是一种很少见的疾病，国外有人在1994年首先报道此病。蓝色白癜风是指白癜风患者病情处在发展期，同时又夹杂着其他疾病，如感染人类免疫缺陷病毒（HIV）而在接受某些药物（如博来霉素、齐多夫定等）治疗的过程中，通常于治疗后3~6周开始，大部分白斑的色调会转变成蓝色，将此称为蓝色白癜风。发生蓝色的原因尚不清楚，可能与炎症后色素沉着及光线的作用所致，即可见光的长波部分因其穿透力强，在透入真皮深部时被黑色素吸收掉，而其短波部分（蓝光、紫光）的穿透力弱，当其到皮肤时被皮肤折射并被折回至皮肤的表面所致。

白斑出现蓝色前局部皮肤没有炎症及瘙痒症状，发生蓝色白癜风同时或之后，可出现蓝色的甲半月，即在指甲板近端的半月状由白色转变成蓝色及甲板上出现纵行的黑素带。

对于蓝色白癜风患者应分别接受对夹杂的疾病如人类免疫缺陷病毒感染和白癜风的治疗，治疗后随着白癜风病情的控制，黑色素的再生、着色，蓝色会渐消失。

（朱光斗）

什么叫三色白癜风？

三色白癜风见于未经治疗的白癜风患者，在其完全脱色的皮损与周围正常肤色之间有一个清晰的褐色中间带，颜色均一。而且在同一患者的不同白斑之间，该颜色也是均一的。这样，损害呈现三种颜色，从内往外看分别为白色（皮损脱色完全）、褐色和棕色（较褐色深，为正常外观皮肤）。

三色白癜风的临床意义尚不清楚。可能提示白癜风处在进展期，是一种同形反应的表现。

（朱光斗）

什么叫五色白癜风？

病情处于发展阶段的泛发性、散发性白癜风患者，有时会在患者的皮肤上同时观察到五种深浅不同的颜色的皮肤损害，由内向外依次为白色、淡褐色、棕黄色、深褐色和周围皮肤的正常肤色。五色白癜风患者，提示其病情处于进展期，容易出现同形反应。此时应注意防护措施，避免外伤、摩擦等刺激，同时应积极用药治疗，以期早日控制病情。

五色白癜风的病因尚不明了。皮肤的任何部位均可发生，常为多发性、对称性分布。但是五色白癜风的大部分皮损的色调为白色或棕黄色。

五色白癜风的治疗方法同白癜风。

（朱光斗）

什么叫豹斑样白癜风？

豹斑样白癜风始见于1986年的文献报道。该例患者为男性印度籍黑人，他自幼患有典型的鱼鳞病，20岁时在鱼鳞病损害内出现广泛豹点状色素脱色，极似豹皮。在脱色斑内毛发变白。有家族内患病史，该患者有兄妹8人，其中2个妹妹有同样疾病，而3个哥哥及1个小妹既没有鱼鳞病也没有白癜风。

豹斑样白癜风尚无特殊的治疗方法，似可参照鱼鳞病与白癜风的治疗方法。

（朱光斗）

白癜风除皮肤脱色素病变外，还有哪些皮肤外表现？

白癜风是黑素细胞内酪氨酸酶系统的功能减退、丧失而引起的。除了皮肤发生病变外，黏膜的色素减退也常见到。各型白癜风均可伴发黏膜白变；以肢端型为常见，其发生率高。白癜风患者的黏膜受损常见于体腔开口部位，如嘴唇、乳头、乳晕与生殖器。有报道说在白癜风患者中，其口唇部脱色的发生率高达50%，以及颊和牙龈唇侧亦可见不同程度的脱色斑，后者在浅色人种不易察见，而在深色肤种的白癜风患者易于发现。生殖器黏膜也常见白变，男性多见于阴茎龟头处而女性多在外阴及阴道黏膜。男性似乎多于女性，这可能与男女生殖器解剖构造不同有关，男性生殖器突出，暴露在外，易于发现白变。

　　白癜风患者常伴毛发白变，其发生率在9%~45%之间，毛发白变大致有两种表现：①多数是毛发白变下方的皮肤亦白变；②仅毛发白变而其下皮肤肤色正常。毛发白变处的白斑很难复色，因为白癜风复色的主要来源是毛囊外毛根鞘处的黑素细胞，毛发白变意味着毛囊黑素细胞储库的破坏。此时药物诱导的复色不理想。同样道理，无毛的光滑皮肤，如指、趾末节和黏膜部位白斑药物治疗难以奏效。白癜风的毛发脱色，头皮最常累及，其次是眉毛、阴毛和腋毛。近年来我们发现，眼睫毛及毳毛白变亦不少。有研究指出，约37%的白癜风患者以及他们的家庭成员常在30岁之前出现所谓的发育前灰发，并被认为是白癜风的早期表现。

　　黑素细胞除分布于皮肤毛发外，并存在于眼、耳和一些内部器官如软脑膜。白癜风患者除皮肤白变外，眼、耳部亦可发生相应的病变。白癜风患者很少有眼部异常的感觉，但经眼科仔细检查可以发现有30%患者有脉络膜异常，5%患者有虹膜炎，少数患者可有视网膜脉络膜变性或脱色、色素斑或斑点、色素分布不均匀，眼底呈豹斑状、视盘萎缩或视网膜动脉变窄与骨针样形成、夜盲等改变。

　　耳的黑素细胞主要分布于内耳的耳蜗、前庭迷路中。白癜风是黑素细胞病变，同样可引起内耳功能相应病变，但患者很少主诉有听力方面的异常。有人对白癜风患者进行听力和听觉反应测定发现13%~16%患者有异常的感觉神经性听力减退。主要累及高频率，多为轻度到中度。可为单耳或双耳。

　　上述介绍了白癜风的一些皮肤外表现，虽存在这些可能的变化，但是它们的存在并不会影响患者日常生活、工作与学习，故不要去担心。

（伍洲炜）

诊断与鉴别诊断篇

◆ 白癜风患者需要验血吗？

◆ 白癜风患者需要做组织病理学检查吗？

◆ 白癜风会影响患者视力吗？

◆ 女阴部位出现白斑会恶变吗？

◆ 如何鉴别贫血痣与白癜风？

◆ ……

白癜风患者需要验血吗？

白癜风多发生于青少年时期，大部分患者一般健康状况良好。但是，通过近年来对白癜风的研究发现，很多所谓健康状况"良好"的患者，伴有贫血、白细胞或血小板数量减少，而且不少患者血中能检出各种自身抗体等。这些情况可提示部分白癜风患者存在着某些实验室检查的异常，或有潜在的内部病变。当然这种机会较少。因此，在条件许可的情况下，可做些有关实验项目的测定。如发现异常，应及早寻找原因进行治疗，有利于白癜风的康复。

（朱光斗）

白癜风患者需要做组织病理学检查吗？

白癜风是黑色素代谢紊乱所引起的局部色素脱失症。其组织病理学检查除基底层黑素细胞以及黑素颗粒的数量减少或消失外，一般没有炎症反应，在一般情况下无须进行组织病理切片检查。组织病理学检查主要在下列两种情况下可予以考虑：①对疑似白癜风的色素脱失斑，经长期随访观察又不能确诊时，或疑有恶性变化时。②对久治无效的白斑，既不能明确是完全性白斑，患者又迫切希望治疗时，可考虑组织病理检查，以判断是否存在黑素细胞，特别是对二羟苯丙氨酸（多巴）反应阳性的黑素细胞，以预估新疗法的疗效。

（朱光斗）

白癜风会影响患者视力吗？

如同皮肤一样，眼内也有黑素细胞，一旦受累也可引起相应的病变。眼内黑素细胞分布在视网膜色素上皮和巩膜之间的脉络膜等处。色素上皮受到损伤、破坏时，视网膜可呈虎斑状。据报道，在白癜风患者的视网膜异常中，多为局灶性色素增多，约占1/4，而正常人只是偶见此情况。脉络膜是色素细胞和毛细血管的外层，在其受损伤或因病变破坏时，可导致胶质细胞反应性增生而呈黄色病变。这说明白癜风患者亦伴有眼内的色素异常。色素增多或减少，或两者兼而有之。有人指出约27%白癜风患者伴有视网膜上皮脱色，其中大部分患者为轻度、局限性病变，仅少数患者出现广泛性扇形或地图状视网膜上皮萎缩。约25%伴有视网膜上皮脱色的白癜风患者有夜盲现象，其余患者没有任何主观感觉。此外，眼内病变尚有视盘萎缩、视网膜动脉变狭与骨针形成。亦有统计高达50%左右的白癜风患者有脉络膜-视网膜炎或眼葡萄膜（色素层）萎缩。白癜风患者的眼病变以眼周色素脱失最常见，也可见瞳孔色素缘的虹膜透照缺损。不过，白癜风的眼病一般不影响视力，这是由于白癜风眼部破坏性损害大多数局限在周围而不靠近角膜之故。

兼有眼部症状的白斑还见于：①福格特-小柳-哈拉达综合征：患者有严重的急性双侧眼葡萄膜炎，甚至失明。此外，还伴发白癜风、脱发、白发及听觉障碍等。②白化病：由于先天性遗传缺陷，患者除毛发与皮肤缺乏色素外，尚有因眼部缺乏色素所致双眼瞳孔呈红色，或粉红，或淡蓝色虹膜，并常伴畏光、流泪、眼球震颤及散光等症状。③阿利山德里尼综合征：常见于青少年因视网膜变性所致单侧视力减退，继之出现同侧白斑。④切迪阿克-希加西综合征：由于遗传缺陷，如同白化病，除皮肤色素减退外，常伴有畏光、眼球震颤及淡蓝而透明的虹膜，眼底灰白。⑤其他：如苯丙酮尿症及瓦登伯格综合征，除白斑外，亦兼有眼病。曾有人统计，在某种眼葡萄膜炎，包括福格特-小柳-哈拉达综合征和交感性眼炎患者中，白癜风的发病率高达8%~20%之多。

（朱光斗）

女阴部位出现白斑会恶变吗？

女阴部位出现白色病变使不少妇女感到忧虑与担心，因为不少人认为女阴部位的白色病变是癌前期病变，其实这种看法过于片面。引起女阴部位色素脱失斑的原因是多方面的，据有关资料表明，其中不少是白癜风的色素脱失斑片，初发于女阴部，也可以是其他部位先有脱色斑，以后女阴部位也出现白斑，或是女阴部与其他部位的色素脱失斑同时出现。这种白斑边界清楚，皮肤的弹性和光泽与正常外阴相同，仅色素脱失明显。如果仅有白癜风而没有炎症，对此种白斑可以不必治疗。常见的女阴白色病变尚见于如下几种疾病：

（1）硬化性萎缩性苔藓，简称硬萎。这是一种慢性萎缩性疾病。本病初起时可见到略高于皮肤表面的针头大小、白色带蜡样光泽、稍硬的丘疹，以后丘疹扩大并相互融合，随之皮肤及皮下脂肪组织均可逐渐萎缩，大阴唇变干，阴蒂萎缩，皮肤变白，变薄，严重时像羊皮纸或卷烟纸一样薄。主观感觉有剧痒。有时需要通过组织病理检查才能与其他疾病相鉴别。

（2）女阴白斑病是黏膜白斑病发生于女阴部位的专称，并认为是癌前期的一种病变。女阴白斑病较常见于绝经后的妇女。此种白斑脱色不完全，表现为灰白色的增厚、表面粗糙、有浸润感。皮肤多呈条纹状、网状或片状，也有不规则形，常发生于阴唇内侧，也可发生于阴蒂或阴道黏膜。常因抓痒，使患处呈湿疹样病变、苔藓化、皲裂、溃烂与继发感染。一般估计，长期不愈的患者其癌变率为5%~10%。

（3）女阴皮炎包括女阴部位的湿疹及神经性皮炎等。除主要发生于大阴唇、阴唇沟外，常可波及肛门周围。由于病程长，反复发作，加上瘙痒、摩擦及皂洗、热水烫，可使皮肤纹理增粗，颜色可呈灰白或白色而与女阴白斑相似。不过女阴皮炎多有急性发作时的皮肤红斑、丘疹、渗液、糜烂的病史，借此可与上述两种疾病鉴别。

（朱光斗）

如何鉴别贫血痣与白癜风？

贫血痣是一种先天性减色斑，在出生时或儿童期就已发生，表现为苍白色、边界清楚而形态不规则的斑。其位置及形态终生不变，也不会消退。贫血痣的减色斑是因该处血管先天性功能性异常，即由于血管组织发生缺陷，对儿茶酚胺的敏感性增强，血管处于收缩状态，因此摩擦患部时，减色斑本身往往不发红，周围皮肤却发红充血，使白斑更趋明显。如果此时用玻璃片压迫，周围皮肤充血退去，减色斑就不易辨认，由此可与白癜风或局限性白化病区别。

（朱光斗）

何谓比尔贫血斑？

比尔贫血斑（bier spots）是发生于四肢、手掌和足背的皮肤白色斑点。表现为直径0.5~2cm圆形或类圆形淡白斑，境界清楚，周边皮肤正常呈暗红或淡红色，密集分布，但不融合，常误为白癜风的减色斑。其鉴别要点是：比尔贫血斑会随体位改变而发生变化，即患肢下垂一段时间，白色斑疹及周边红色更显著；相反抬高或上举患肢，白斑色泽变淡或消失。而白癜风的减色斑不会因体位变化而出现颜色变化。推测比尔贫血斑是毛细血管功能失调。白斑是局部血管痉挛、收缩的结果或系正常的皮肤，而红斑是血管扩张的结果。

（朱光斗）

何谓星状自发性假疤？

星状自发性假疤（stellate spontaneous pseudoscars）是分布于前臂伸侧和手背部的白色，星状疤痕样斑。这种色素减退疤痕样斑略凹或隆起于皮肤，有多种形状：线状、星型、三角星形和斑片状，可以一种形状为主，混合存在。发病可能与日光曝晒有关。其鉴别要点是：白癜风白斑不局限于此，可散发或泛发躯体任何部位且白斑大小会发生变化，常伴有白斑处毛发白变。

（朱光斗）

如何鉴别无色素性痣与白癜风？

无色素性痣在出生时或出生后不久发病，表现为局限性或泛发性苍白色减色斑。其边界模糊而规则，有时边缘呈锯齿状，周围几乎无色素增殖晕，有时其中可混有淡褐色粟粒至扁豆大雀斑样斑点，感觉正常。无色素性痣可持续终身不变。无色素性痣分布于躯体的一侧，往往沿神经节段分布。根据上述这些特点可与白癜风区别。

（朱光斗）

如何鉴别白化病与白癜风？

白化病俗称"洋白人"，是一种先天性疾病，由于酪氨酸酶的遗传缺陷所致，属隐性遗传。患者的毛发、眼及部分或全身皮肤缺乏色素。眼的损害可导致畏光、流泪、眼球震颤及散光等，双眼瞳孔呈红色，虹膜呈粉红或淡蓝；毛发为细丝状淡黄色；皮肤干燥，由于没有色素则皮肤呈乳白或粉红色，常易晒伤，并可见由于晒伤所引起的一系列病变。白癜风一般仅有皮肤脱色素病变，眼睛影响并不明显。

（朱光斗）

如何鉴别斑驳病与白癜风？

斑驳病又称图案状白皮病或斑状白化病，是一种少见的以色素减退为特征的先天性常染色体显性遗传的皮肤疾病。它是因病变累及黑色素母细胞，影响其分化所致。临床以先天性局限性毛发及皮肤的黑色素缺乏为特征。几乎所有患者在其出生时就有特征性三角形的白色额发及该处头皮的脱色性病变，四肢常有对称性局限色素减退斑，胸腹部也可有类似病变，白斑中可见岛屿状正常色素，手足及背部皮肤往往正常。全身泛发的皮肤脱色素病变，即所谓显性遗传的显性白化病，则属罕见。

斑驳病过去曾称为部分白化病，现已不使用，因这两种疾病的发病机制不同。

白癜风是后天性疾病，白斑边缘色素沉着较明显，手足等处也是白斑的好发部位，头皮白斑上的毛发虽亦可白变，但极少呈三角形形态。

（朱光斗）

如何鉴别中老年身上出现的白斑与白癜风？

有一种称为老年性白斑的皮肤色素脱失症，多见于45岁以上的中老年人，并随年龄而增加，是一种没有自觉症状的减色斑。男女两性发病率没有差别。白斑常发生在躯干、四肢，特别是大腿部，而颜面部不会发生。

这种白斑边界鲜明，多为针尖至黄豆大，个别亦可达到指甲片大，呈圆形或椭圆形，数个至数百个不等，白斑处皮肤稍凹陷，边界清楚，无色素增多。本病是一种老年性退化现象，由于皮肤中多巴阳性的黑色素数目减少所致。患者常伴有其他老年性变化如老年疣、老年性血管瘤及白发等。以白斑处皮肤较之周围稍凹陷为特点，结合年龄、部位，易与白癜风区别。所以中老年身上出现白斑不一定就是白癜风。

（朱光斗）

如何鉴别特发性点状色素减少症与白癜风？

特发性点状色素减少症是1966年刚提出的病名，并被认为是一种常见的独立的皮肤病。本病多见于儿童及成年人，发病率随年龄增长而增高。表现为乳白色斑，直径0.2~0.6cm，有些则更大，呈圆形或不规则多角形，多无自觉症状。病变处黑素细胞内黑素颗粒减少，多巴反应减弱。故有认为这种白斑即是老年性白斑，不过在特发性点状色素减少症的白斑处皮肤并无凹陷，白斑除发生在四肢及躯干外，亦可出现在面部，根据这些变化可与老年性白斑鉴别。特发性点状色素减少症的色素脱失性皮肤损害，为境界清楚的斑点状白斑，白斑之间很少融合，但常密集而呈网眼状，故又称播散性网状白斑，而且对治疗反应很差，可与白癜风区别。因此，在皮肤上出现点状白斑，特别是初期即表现为脱色完全、边界清楚、散在性、斑点状白斑时，应多考虑特发性点状色素减少症与老年性白斑，少考虑为白癜风。

（朱光斗）

如何鉴别汗斑与白癜风？

汗斑又称花斑癣，是由圆形糠秕孢子菌所引起的一种浅部真菌病。皮肤损害以淡白色为主，呈圆形或卵圆形斑，边缘较模糊，表面往往有少许微细的鳞屑，有折光性，可直接通过显微镜检查找到真菌。汗斑常发生在皮脂腺较发达的部位，如颈、上胸、背部与上肢。在幼儿患者中可见于面颊、额及眉间，由于经常擦洗，表面不易附着鳞屑，故极易与早期白癜风混淆。白癜风患者的皮肤色素脱失常为成片的白色，边缘可有色素沉着，表面无鳞屑，亦无出汗过多后病情加重的病史等，了解这些可有助于两者的鉴别。

（朱光斗）

如何鉴别单纯糠疹与白癜风？

单纯糠疹俗称虫斑，是儿童的一种常见皮肤病，亦可发生于青壮年。它是以色素减退性圆形或卵圆形斑片，境界清楚，边缘略为高起，上覆少量细小鳞屑，多无自觉症状为特点。斑片大小不等，直径约1cm至数厘米，早期为淡红色，不久即变为淡白色，此时若不注意辨认，易与白癜风混淆。但是，虫斑的减色斑脱色不完全，表面较粗糙，有时还附有鳞屑，这些均有助于与局限性白癜风的鉴别。

（朱光斗）

如何鉴别海水浴后白斑与白癜风？

海水浴后白斑一般发生在夏季、长时间在海水中游泳的人，其本质可能还是属于日光性白斑的一种。夏季皮肤在多次日光照射后，可在暴露部位，如胸部出现境界清楚的色素减淡斑，直径0.2~2.0cm，有时可融合成片，无自觉症状，通常至深秋后可自行消退。有不少白癜风患者首次发病前都有日光曝晒的情况，而白癜风患者在夏季经长时间曝晒后白斑会扩大或者会出现新的白斑。但是，白癜风是色素脱失性皮肤病，其白斑的颜色要比海水浴后白斑更白，呈瓷白色或纯白色，而且一旦出现即使脱离了曝晒的环境，白斑还可能进一步扩大或在身体其他地方出现新的白斑，自行消退的可能不大。因此在夏季日光曝晒或在海水中游泳后皮肤出现白斑时要注意两者的区别。同时，对于已经诊断为白癜风的患者，在夏季要注意防晒，尽量避免日光的曝晒，以免病情加重。

（吴瑞勤）

如何鉴别脂溢性皮炎遗留的白斑与白癜风？

脂溢性皮炎是一种慢性炎症性皮肤病，以红斑伴细小脱屑为特征。皮肤损害消退过程中或治愈后，常在患处遗留色素减退斑，这与早期白癜风症状易混淆。患脂溢性皮炎后所致的色素减退斑，多见于皮脂腺较多的部位，如颜面部、胸、上背及会阴与大腿部位，脱色常不完全，白斑边缘多模糊，大小、形状亦不规则，带有橘红色，有时白斑上多少可见油腻性鳞屑。根据上述这些特点还是能够与白癜风区别的。

（朱光斗）

全身性疾病会在皮肤上出现白斑吗？

除自身免疫性疾病外，还有一些全身性疾病在皮肤上也会出现色素脱失斑，如结节性硬化症与苯丙酮尿症。结节性硬化症是一种常染色体显性遗传疾病。患者有明显的智力迟钝、癫痫、眼与肺部病变，其皮肤损害有皮脂腺瘤、甲周纤维瘤、鲛鱼皮斑与脱色素斑片，这种脱色素斑多数与生俱有，分布全身但以躯干为多，少见于臀部与面部，排列不规则，孤立的几个至百余个不等，一般大于1cm，呈卵圆形或条状叶形。它是由于黑素细胞内黑素颗粒的黑素化减弱而引起的，因此脱色不如白癜风那样完全变白。这种白斑在浅色肤种中不明显，须用伍德灯检查才可辨认出。苯丙酮尿症是一种罕见的遗传病，是由于苯丙氨酸羟化酶缺乏，苯丙氨酸不能转化为酪氨酸，导致血内苯丙氨酸的蓄积，并因其抑制酪氨酸-酪氨酸酶的反应，导致毛发和皮肤色素减退。在色素减退的皮肤上易发皮炎、湿疹为其特征。此外，在红孩病（又称蛋白质营养不良）所见到的皮肤色素减退是由于食物中缺少动物蛋白，体内缺乏氨基酸（包括酪氨酸）所致，也常见到由于皮炎而引起的红斑、脱屑与色素改变。

总之，一些全身性疾病可以在皮肤上出现脱色素性病变，不过它们常伴有各自疾病的症状与体征，借此可与仅有色素脱失而无全身症状的白癜风区别。

（朱光斗）

如何鉴别结节性硬化症中的减色斑与白癜风？

结节性硬化症是一种少见的常染色体显性遗传性疾病。可以累及皮肤、心、脑、肾、肺等多个器官，表现多种多样，容易发生误诊、漏诊。皮肤表现主要有：叶状白斑、面部血管纤维瘤、鲛鱼皮样斑、甲周纤维瘤、前额纤维斑块、牙龈增生、软纤维瘤、咖啡斑、白发等。结节性硬化症的首发症状中87%为皮肤症状，其中色素减退斑（叶状白斑）又占了67%。叶状白斑常在出生时或婴儿期发生，发生于躯干部特别是臀部，从一个到几十个散在分布，在伍德灯下显得更清楚，表现为叶状、圆形、卵圆形、不规则形及点彩样，但多呈叶状。当患者只出现叶状白斑时常误诊为白癜风。

白癜风为后天性色素脱失性疾病，一般不会在出生时就出现。因此婴幼儿躯干特别是臀部出现白斑时要特别引起注意，不能一概认为是白癜风，应该跟踪观察是否还有抽搐等癫痫症状，并进行系统的检查。同时白癜风的白斑常进行性扩大，而结节性硬化症的叶状白斑常保持不变。

（吴瑞勤）

哪些检查方法有助于白癜风的诊断？

很多疾病都会在皮肤上出现白斑，但是各种白斑由于其各自发病机制不同而有各自不同的特点。临床上可以采用以下检查方法进行鉴别：

（1）摩擦或拍打试验：用手摩擦或拍打白斑及周围正常皮肤，当周围皮肤变红时，观察白斑处是否有变化。如果周围皮肤发红而白斑处更白，则提示为贫血痣；白癜风白斑在皮肤摩擦或拍打后和周围皮肤一样也会发红。

（2）皮肤感觉检查：包括温、痛、触觉的检查。白癜风皮肤感觉正常，而麻风性白斑区常有浅感觉损害，包括上述感觉的减退甚至消失。

（3）滤过紫外线检查（伍德灯检查）：肉眼有时难以发现正常皮肤特别是白皙皮肤上的浅色斑，而伍德灯下白癜风的皮损为纯白色荧光，与周围正常皮肤对比鲜明，界限清楚。尤其当白斑中开始出现毛囊复色时，复色初期在自然光下表现并不明显，但可以借助伍德灯来观察而得以确认。无色素痣、白色糠疹、结节性硬化的色素减退斑、炎症后色素减退斑、麻风白斑等在伍德灯下为黄白色或灰白色而无荧光；花斑癣为棕黄色或黄白色荧光；贫血痣皮损则不能显现。

（4）白癜风的同形反应具体操作如下：在患者右肩三角肌区正常色素皮肤处，先用75%乙醇棉球消毒，再用消毒种痘针划痕呈"#"字形，大小为1cm²，1个月后检查划痕处，有色素脱失为阳性（＋），无色素变化为阴性（－）。Gauthier根据VKT结果将其分为以下几种类型。皮损稳定型：VKT（－），对光化疗法效果较好；皮损扩展型：VKT（＋），对光化疗法反应较差，而应用皮质类固醇激素治疗较佳。

（5）组织病理学检查：白癜风的组织改变与黑素细胞受破坏符合。在较早的炎症期可观察到所谓白癜风隆起性边缘处的表皮水肿及海绵形成，真皮内见淋巴细胞和组织细胞浸润。已形成的白癜风损害主要变化是黑色素减少乃至消失。经紫外线照射的皮肤可见反应性角质增生，初期真皮浅层还见有噬色素细胞。病变边缘色素沉着处的表皮黑素细胞内黑色素体增多。电镜观察皮损部末梢神经有变性改变。

（吴瑞勤）

白癜风与性病有关吗？

现在性病的概念包括通过性行为或类似行为而引起的疾病，统称为性传播疾病，包括梅毒、淋病、软下疳、性病性淋巴肉芽肿、非淋菌性尿道炎、生殖器疱疹、尖锐湿疣、腹股沟肉芽肿等。其中梅毒在皮肤上可表现出脱色素性白斑。梅毒性白斑是二期梅毒疹的特征，表现为多发性、呈甲片大小的减色斑，边界不清；白斑局限于项、颈与肩胛部，其脱色程度不如白癜风明显，色调也不鲜艳；结合不洁性交史及其他梅毒症状可与白癜风区别。至于其与白癜风的关系，正如系统性疾病伴发白斑与白癜风的关系一样，仅是原发疾病梅毒的一个症状，两者之间没有必然的联系，是两种不同的疾病。

（朱光斗）

如何识别假梅毒性白斑？

假梅毒性白斑的发病原因不明，是一种并不少见的皮肤减色斑，任何种族均可发生。本病多见于肤色较深的20~40岁男性，女性病例少。脱色斑为多发性，从指甲片到1元硬币大小，圆形或椭圆形，边界模糊，脱色不完全，表面光滑无鳞屑，没有自觉症状。减色斑好发于腰、背、臀部，而胸、腹、臂、大腿部亦可累及。损害逐渐增多，常相互融合成网状，病程慢性。有的减色斑可自行消退。

本病应与梅毒性白斑鉴别，虽然梅毒性白斑的色调及形状酷似本病，但是梅毒性白斑好发于项、颈及头部的侧面等较暴露的部位，而且梅毒血清反应阳性。

（朱光斗）

为什么会把盘状红斑狼疮误诊为白癜风，其危害性在哪里？

红斑狼疮是一组病谱性疾病，而系统性红斑狼疮（SLE）和盘状红斑狼疮（DLE）是这一病谱的两端极型。系统性红斑狼疮除特征性皮肤红斑外，尚有明显的系统性表现，如关节、内脏病变而危及生命。盘状红斑狼疮一般仅有典型特征的皮肤黏膜损害，临床上凭此典型皮损就可明确诊断。盘状红斑狼疮通常没有系统性症状。盘状红斑狼疮患者有时因防护措施不当，如经日光曝晒或劳累后而加重病情，少数病例（约5%）可转变为系统性，偶见发展成鳞状细胞癌。

盘状红斑狼疮具有典型特征的皮肤损害容易明确诊断，但有时，特别是发生于面颊及口唇部的盘状红斑狼疮，当治愈后常遗留下边界清楚的脱色素性斑片而似白癜风，并被误诊为白癜风而接受治疗。但是仔细观察盘状红斑狼疮愈后留下的脱色斑总有些萎缩及毛细血管扩张，有时尚可发现在脱色斑的表面附有黏着性鳞屑及其下扩大的毛囊口与角质栓。白癜风是原发性色素减退，是不会伴有这些表现的，以此可与之鉴别。

目前白癜风治疗方面多采用光敏性的药物内服及外涂并配合紫外线光疗或太阳光照射治疗。如果这些治疗方法用于误诊为白癜风的盘状红斑狼疮的治疗将是百害而无利。值得指出，白癜风虽然容易诊断，但在下诊断前应排除其他疾病的可能，特别遇到不典型的脱色斑时。

（朱光斗）

怎样识别无色素性色素失禁症？

无色素性色素失禁症又名伊藤黑素减少病，任何种族均可发生，女性比男性多。其发病年龄早，多在12岁前发病，过半数病例在出生时或婴幼儿期发病。本病病因不明，认为可能属于常染色体显性遗传，亦有无阳性家族史的病例。

无色素性色素失禁症有两种临床类型，即皮肤型与神经皮肤型，以皮肤型常见。白斑往往双侧而不对称分布，偶有单侧者，但不会出现按皮节或沿周围神经走向排列。白斑可发生于皮肤的任何部位，但是，至今尚未见有发生于头皮、掌跖及黏膜的病例报道。白斑的形状特殊，表现为奇怪的条纹状、漩涡状、泼水状以及似大理石样花纹。有时白斑的边界可清晰，亦可见有着色过深的现象，这时会与白癜风的鉴别增加难度。在皮肤型，白斑出现较晚，于童年晚期发生，并持续到成年早期后可自行消退；在神经皮肤型，上述白斑发生较早，多在出生时及婴儿期发生，并且除皮肤白斑外尚可伴有中枢神经系统功能障碍，如智力低下、癫痫、听力传导障碍，亦可伴有骨骼异常如脊柱侧凸、马鞍鼻等。

（朱光斗）

怎样识别色素分界线？

在医院门诊医疗中有时会遇到一些患者诉说自己胸部出现条状的减色斑，认为患了白癜风要求治疗。经医生仔细检查发现该条状减色斑形状不规则，脱色不明显，边界不清楚，与正常皮肤颜色不易清晰辨认，被医生诊断为色素分界线而不需要进行治疗处理。那么什么是色素分界线呢？色素分界线即深肤色人种的色素减退斑纹，它是位于人体肤色较深与其毗连的较浅色泽间的一种散在而鲜明的界线，有时清晰可见，有时模糊不清。色素分界线在各种族均可见到，但在深色肤种更多且明显，黑种人发生率极高。据调查的112名黑人中约40%有胸骨中部脱色素线，约16%有双侧胸部色素减退。男女两性皆可罹患，男性略多于女性。一般在儿童早期发生，亦可发生在妊娠期内。大部分病例对其出现的这些色素减退性斑纹不注意。色素减退斑边缘不清，表皮正常，毛发正常不脱色。色素分界线的色素减退斑的大小、形状因人而异。常双侧而对称分布。胸部色素减退斑的斑纹有各种形状，斑纹常局限于乳晕周围，亦可位于锁骨中部下方、锁骨与乳头间中部。有时为长条形从乳头向中线辐射。胸骨中部色素减退线位于胸骨中部，可纵向延伸到腹部，有的可累及胸骨上面并稍弯向一侧。

色素分界线反映了黑素分布的自然差异，通常分为5种类型：A型：色素分界线沿上肢行走伴程度不等的经胸延伸；B型：色素分界线沿下肢后正中线行走，此型通常在妊娠时首次出现；C型：胸部正中或正中旁线行走的成对色素分界线向腹部延伸；D型：色素分界线沿脊柱后正中区行走；E型：胸部双侧对称，斜形行走的色素减退斑。色素分界线出现后相对稳定，似不延伸。有些病例到了生长期和发育期，色素减退斑可逐渐消失。

（朱光斗）

少年白头与白癜风有关吗？

所谓"少年白头"是指儿童或青少年时头发过早变白。头发的颜色是由头发内髓质中所含的黑色素颗粒的多少决定的，而黑素颗粒来源于毛发乳头部位的黑素细胞，黑素细胞合成黑素的多少和神经、内分泌、血液循环和营养有密切的关系。小儿长白头发在临床中并不少见，一般来说有3种情况：倘若头发呈均匀分布的花白状，且头皮正常，可能与遗传、精神因素有关。不少白发患者家族中数代人均有头发早白的病史，说明其白发可能与遗传因素有关。俗语说"笑一笑十年少，愁一愁白了头"，历史上有伍子胥过昭关一夜间须发皆白的典故，说明精神因素也是造成白发的重要原因。但是有研究指出，部分白癜风患者以及他们的家庭成员常在30岁之前出现所谓的发育前灰发，并认为是白癜风的早期表现。目前遗传性白头尚无较好的治疗方法。如果出现白发的年龄较早，特别是年龄小于3岁的儿童，或者头发只是部分白但头发下面的头皮也是白的时，则提示白癜风的可能，应该及早去医院就诊，以免贻误治疗的时机。若只有几根白头发，很可能是微量元素不均衡所致，家长大可不必过于担心，也不要动手拔掉。若白发继续增加，建议家长带着孩子到医院，化验一下头发或血的微量元素（锌、铁、钙、铜等）。

（吴瑞勤）

如何鉴别硬化性萎缩性苔藓与白癜风？

硬化性萎缩性苔藓又称白点病、白色苔藓，是一种病因未明的少见皮肤病，多见于女性绝经期和女孩患者，青春期后可自然好转，似与内分泌有关。该病与白癜风鉴别的要点：首先，白癜风与硬化性萎缩性苔藓在好发部位以及白斑特征上有一定的差别。白癜风无一定好发部位，皮损形态大小不一，可以融合成较大的斑片。白斑不高出皮肤，周边有色素增加。而硬化性萎缩性苔藓好发于肛门、生殖器，亦可分布于颈侧，锁骨上窝、胸背上部，腹部特别是脐周、腋窝、手腕屈侧。皮损为象牙白色丘疹、黄色或珍珠母状。有时丘疹表面有小的角质栓塞性黑点，用力剥除后，留下一幽谷状凹陷，可融合成各种大小与形状的斑块，皮损边缘呈红色，边界清楚，光滑，到晚期成羊皮纸样外观。此时与白癜风鉴别可能会有困难。其次，白癜风为黑素细胞减少或消失，硬化性萎缩性苔藓为皮肤角化过度，毛囊口和汗管口有角栓，颗粒层变薄但完全存在。硬化性萎缩性苔藓处皮肤在角化过度明显处，颗粒层可增厚，棘层减少，表皮突明显减少或完全消失；基底层细胞不呈圆柱状而为立方形，液化变性，表皮下和真皮上1/3处胶原纤维水肿和均质化，不易着色。另外，硬化性萎缩性苔藓还可见毛细血管扩张，弹力纤维减少或消失；充分发育的皮损，在真皮中层血管周围可见有带状或片状淋巴细胞浸润。

（吴瑞勤）

如何鉴别麻风白斑与白癜风？

麻风是由麻风分枝杆菌感染引起的一种慢性传染病，主要侵犯皮肤和周围神经。麻风临床表现多种多样，可发生伴有皮肤感觉改变的脱色斑，但在早期感觉改变可能不明显，应注意和白癜风区别。麻风又可分为结核样型、瘤型和未定类等，在结核样型麻风的浅色斑边界较为清楚，瘤型的边界不清楚，未定类的则清楚或不清楚。麻风性白斑主要见于儿童麻风。麻风的色素减退可能是由于黑素细胞活性降低，与麻风杆菌侵入黑素细胞有关。麻风杆菌具有氧化多巴之活性，造成对黑素细胞合成黑素的竞争性抑制，以及改变了局部微循环、供血减少，导致黑素细胞萎缩，治疗麻风则可使色素再生。由于麻风杆菌对皮肤附属器的破坏，白斑表面皮肤干燥，出汗少，局部浅感觉（温度觉、触觉、痛觉等）障碍，皮肤活检可见典型的病理改变。同时，在其他部位可出现麻风的皮损，如眉毛外1/3稀疏，耳大神经及眶上神经粗大等。白癜风白斑处皮肤质地正常，无感觉障碍。在伍德灯下，白癜风白斑呈亮白色荧光，而麻风白斑呈黄白色或灰白色。

（吴瑞勤）

女阴部位有哪些疾病会发生脱色素性病变？

引起女阴部位出现白斑的原因是多方面的。据有关资料表明，其中有的是白癜风的白斑，但也有不少是其他原因造成的。除白癜风外，常见的女阴部位白斑主要有以下几种情况：

（1）外阴白色病变：是指一组女阴皮肤、黏膜营养障碍而致的组织变性及色素改变的疾病。其确切病因尚不清楚，除了全身性因素外，外阴局部的潮湿、热刺激等也可导致外阴白色病变。常见于中老年妇女，以肥胖者多见，好发于阴蒂、小阴唇、大阴唇内侧，可发生于原发性萎缩，硬化性萎缩性苔藓。损害边缘鲜明，为白色或灰白色的肥厚性斑或斑片，形态不规则，触之平滑或粗糙，数目1个或数个，自觉瘙痒，伴裂隙时则有痛感。本病变化较大，可突然增大或消失，如有裂隙或溃破则表示有异变，约2%可发展为鳞癌。病理上为角化过度或角化不全，间伴有棘层肥厚，或有淋巴细胞、浆细胞或组织细胞浸润。少数有发育障碍，核分裂活跃和多形性细胞浸润等表皮异常。

（2）炎症后继发性色素减退斑：为女阴瘙痒病、慢性湿疹和神经性皮炎等搔抓之后引起的继发性改变。主要发生于大阴唇、阴唇沟，常可波及肛门周围。由于病程长，反复发作，加上瘙痒、摩擦，可使皮肤纹理增粗，颜色可呈灰白色或白色而与外阴白色病变相似。不过该病可有急性发作时的红斑、渗液、糜烂病史，借此可与外阴白色病变鉴别。

白癜风与上述疾病的主要鉴别处在于可以发生于任何年龄段人群，没有瘙痒等自觉症状，损害表面光滑，进展期可向周边扩大，稳定期白斑周边可有色素增加，同时在女阴以外的部位常有典型的白癜风白斑。

（吴瑞勤）

伍德灯在白癜风诊断中的作用是什么？

伍德灯是一种附有Wood滤器（由氧化镍和二氧化硅制成）的高压水银灯，又叫Wood's灯。其发出波长360nm的紫外线，可用于多种疾病的辅助检查。肉眼有时难以发现正常皮肤特别是白皙皮肤上的浅色斑，而伍德灯下白癜风的皮损为纯白色荧光，与周围正常皮肤对比鲜明，界限清楚。尤其当白斑中开始出现毛囊复色时，自然光下复色初期表现并不明显，但可以借助伍德灯来观察而得以确认。无色素痣、白色糠疹、结节性硬化的色素减退斑、炎症后色素减退斑、麻风白斑等在伍德灯下为黄白色或灰白色而无荧光；花斑癣为棕黄色或黄白色荧光；贫血痣皮损则不能显现。

（吴瑞勤）

有哪些综合征会伴有白斑，如何与白癜风鉴别？

临床上有一些疾病可以伴有白斑，应注意与白癜风进行鉴别。伴有白斑的综合征主要有以下几种：

（1）福格特–小柳–哈拉达综合征（Vogt–Koyanagi–Harada综合征）：又名脑炎、眼病、白斑综合征。是一种伴有神经病变的眼皮肤综合征。发于30~40岁年龄组。病因未明，可能与免疫、遗传因素有关。发病前可先有发热或脑炎、脑膜炎的症状，但也可无这些症状。几乎所有患者均发生双侧性眼色素膜炎，伴有视力减退或睫状体充血等。经数月或1年左右，眼色素膜炎可有不同程度恢复，造成永久性失明者较少见。在葡萄膜炎发作后3周~3个月内发生对称性的白癜风样改变，往往发生于眼的附近，对称分布，约半数患者发生脱发，80%~90%的患者毛发变为灰白色或灰色，头发、眉毛、睫毛及腋毛脱落。约50%患者伴有耳聋、耳鸣及听觉障碍。皮损处缺乏黑素细胞。

（2）瓦登伯格综合征（Waardenburg 综合征）：又称内眦皱裂、耳聋综合征。本病为少见的常染色体显性遗传综合征。主要特征表现有：内眦与泪小点横向异位、鼻根宽高、先天性耳聋、虹膜异色、白色额发及融合眉。

（3）眼、皮肤、耳综合征（Alezzandrini 综合征）：又称单侧视网膜炎白癜风综合征。多发生于青壮年，其特点为先发生一侧性视网膜炎，其早期症状以单眼视力减退为主。数月后在同侧面部出现白斑和额部白发，或可伴有双侧耳聋。

（4）切迪阿克–希加西综合征（Chediak–Higashi 综合征）：又称白细胞异常白化病综合征，本病系常染色体隐性遗传，常有近亲结婚史。可能与各种类型的膜旁细胞器的遗传缺陷有关。本病自幼年发病，呈进行性发展。主要特征为皮肤白化病，易感染和白细胞异常。疾病晚期可有肝、脾、淋巴结肿大，常死于恶性淋巴瘤。

（5）软骨发育异常血管瘤综合征（Maffucci 综合征）：病因不明，有学者认为有家族遗传倾向，也有学者认为无遗传性，男女均可发病，但以男孩多见。患儿出生时正常，在幼儿期开始发病。主要特征为皮肤白斑或咖啡牛奶斑，伴有血管瘤、淋巴管瘤、静脉扩张或淋巴管扩张，并可存在软骨发育不全。少数病例可因发生软骨肉瘤或血管肉瘤导致死亡。

（6）齐－马综合征（Ziprkowski-Margolis 综合征）：又称白化病、聋哑综合征，本病为X性连锁遗传，表现为皮肤斑驳样色素减退伴色素过度沉着区、毛发色素脱失、先天性耳聋、虹膜异色。

（7）Tietz综合征：其特点为皮肤发白，如白化病，但伴有眉毛发育不全及聋哑。

白癜风仅表现为皮肤色素脱失性白斑，可伴有白发，但不伴有其他异常。当皮肤出现白斑的同时，应仔细检查是否伴有其他异常的表现，注意综合考虑及鉴别。

（吴瑞勤）

治疗篇

◆ 治疗白癜风有哪些方法？

◆ 治疗白癜风的西药有哪些？

◆ 什么叫光疗法？

◆ 氦氖激光可用来治疗白癜风吗？

◆ 二氧化碳激光可用来治疗白癜风吗？

◆ ……

治疗白癜风有哪些方法？

　　白癜风是一种慢性而又难治的疾病，加上发病机制复杂，不同患者对于同一种药物的治疗反应也各不相同，有的很好，有的一般，有的甚至无效。因此，各个地区、各个医疗单位，都在研究寻找好的治疗药物与方法。事实上治疗的药物和方法越多，越是证明治疗白癜风没有特效药，故治疗多带有试探性。概括国内外治疗白癜风的方法大致有以下几种：①单纯西医西药治疗。②单纯中医中药治疗。③中药与西药联合应用。④内服药物与外涂药物相结合。⑤手术治疗。⑥光疗及光化学疗法等。从治疗效果来看，以中西医结合、局部与整体相结合的治疗方法效果最好。值得注意的是，白癜风一般以外治，亦即以外涂药物为主，特别是小面积损害；如果是泛发性白斑，或白斑在短期内迅速蔓延者，应加用内服药物治疗，以期早日控制病情。对因郁致病，又因病致郁的患者，应进行心理疏导，争取这些患者耐心配合治疗并持之以恒。

（朱光斗）

治疗白癜风的西药有哪些？

　　目前治疗白癜风的西药主要有如下几种：

　　（1）呋喃香豆素类药：这类药以补骨脂素为代表，它们通过增强对紫外线的敏感性，增加表皮中黑素细胞的密度和黑素细胞内酪氨酸酶的活性，从而促进黑色素的生化合成和运转，使肤色恢复正常而达到治疗目的。

　　（2）皮质类固醇激素：这类药物很多，它们治疗白癜风的有效机制至今尚不完全清楚，但皮质类固醇激素能阻抑免疫反应，通过保护黑素细胞而发挥治疗作用。

　　（3）遮光剂：是一种可以吸收紫外线或防止紫外线穿透皮肤的化学物质，在白癜风治疗中可起到两种作用：①保护作用：由于白斑缺乏黑素对紫外线的防护作用而容易晒伤，日久有诱发皮肤癌的潜在危险；②美容作用：晒太阳后正常皮肤颜色变深，使白斑和周边正常皮肤的反差加大，更加影响美容。在外出或接受紫外线治疗前先在白斑周边正常皮肤涂些遮光剂，可达到减轻皮肤色差作用。

（4）遮盖与脱色药物。

（5）治疗白癜风的一些新药，如维生素D_3衍生物、钙调磷酸酶抑制剂等。

此外，还有其他一些常用的药物，如氮芥酊、硫汞白斑涂剂等。

（朱光斗）

什么叫光疗法？

光是电磁波大家族的成员之一，有波动性和粒子性的双重特性。能被人眼所感受到的可见光，由于其波长的不同，人眼可感受到红、橙、黄、绿、蓝、靛、紫等不同色彩。紫外光、红外光等肉眼不可见光及激光也归属于光的范畴。光疗是指利用不同波长光源的物理特性治疗各种皮肤病。常用有紫外光、激光和红外光疗法。

红外线，波长400~760nm为不可见光。红外线又分为短波红外线（波长760nm~1.5μm）和长波红外线（波长1.5~400μm）两个波长。

激光是通过能量源发射某一形式的能量（如强光、电流等）激发激光物质（如红宝石晶体、染料、二氧化碳等）后产生的单一波长（如694.3nm、585nm、10600nm）的光，并在谐振腔内放大后形成的一种具有单波长、高能量、相干性和平行方向特征的光，亦即激光就是受激释放并放大的光。利用激光在皮肤组织上所产生的特殊生物学效应，可以治疗多种皮肤病，可用治白癜风的有氦氖激光（红色光，波长632.8nm）、二氧化碳激光与脉冲二氧化碳激光（不可见的中红外光谱，波长10600nm），准分子激光（紫外光谱，波长308nm）等。

紫外线（UV）是不可见光，位于可见光的紫光之外，波长190~400nm之间。依生物学特性分为3个波段，其中短波紫外线（UVC）波长190~290nm；中波紫外线（UVB）波长290~320nm；长波紫外线（UVA）波长320~400nm，长波紫外线又分UVA2（波长320~340nm）和UVA1（波外340~400nm）。其中中、长波紫外线可用来治疗白癜风。医用紫外线疗法应用人工光源，常用高压汞灯、金属卤素灯和荧光灯等，其中荧光灯管的波长和强度都较稳定，目前广泛应用。

（朱光斗）

氦氖激光可用来治疗白癜风吗？

氦氖激光的波长为632.8nm，是可见的红色光，输出功率为10~40W。氦氖激光照射有改善皮肤微循环，加强新陈代谢，促进组织愈合和毛发生长的作用。常用来治疗因各种原因引起的无菌性皮肤溃疡、斑秃、单纯疱疹及带状疱疹等疾病。有人于2003年报道用低能量氦氖激光治疗白癜风取得成功。方法如下：选择输出功率为1mW，每平方厘米皮损选择一个光点照射。每个光斑面积为$0.01cm^2$，每一部位照30秒，照射能量为$3J/cm^2$。每隔3~7天照射一次。共治疗30例，结果：3例（10%）在照射20±4次后白斑完全复色；3例（10%）在照射137±5次后白斑复色面积达76%~99%；12例（40%）在照射99±43次后白斑复色面积达51%~75%；7例（23.3%）在照射87±53次后白斑复色面积达26%~50%；2例（6.7%）在照射69±45次后白斑复色面积小于25%；3例（10%）无效。认为氦氖激光治疗白癜风的疗效与患者的性别、年龄、皮损的分布部位及分期无关，而和疾病的病程及面积有关。氦氖激光治疗白癜风的有效机制尚不清楚，有认为与促进角质形成细胞及成纤维细胞分泌碱性成纤维细胞生长因子（bFGF）和神经生长因子（NGF）以及促进黑素细胞移行有关，且与照射能量呈剂量依赖性。

（朱光斗）

二氧化碳激光可用来治疗白癜风吗？

二氧化碳激光的波长为10600nm，是不可见中红外光，输出功率为

10~40W，常用来治疗浅表性良性肿瘤，如寻常疣、扁平疣、尖锐湿疣、色素痣等。史语实报道用15W二氧化碳激光机成功治疗白癜风。方法如下：局麻后施行。先将光束调至能穿透0.5mm厚纸板，将白斑处点状烧灼，每两个点纵横相距0.5cm左右，根据表皮厚度的不同，照射时间可选为0.5~3秒，术后涂1%龙胆甲紫。3个月时若色素岛间距大而不易融合，在其间再次治疗。本组30例，共治疗2~3次。其中痊愈15例（50%），有效12例（40%），无效3例（10%）。随访2年，无复发及瘢痕病例。

（朱光斗）

窄波紫外线（NB-UVB）治疗白癜风效果怎样？

窄波紫外线是指波长311nm的紫外线，也是近年来较新的白癜风治疗方法，与宽波紫外线比较其疗效更好，无光变应性反应，光毒性小，色素恢复较一致，故治疗后色差小，美容效果好。长期照射后皮肤不会发生过度角化，疗程更短，安全性大。有人认为可用来治疗儿童及妊娠期白癜风患者。

国外曾报道一组182例泛发性白癜风，治疗6周后有新生色素产生。治疗观察发现白斑复色面积大于75%者，在治疗3个月后为8%，治疗12月后达63%。

较多报道认为窄波紫外线联合外用维生素D衍生物（钙泊三醇、他卡西醇）治疗效果优于单用窄波紫外线治疗。联合治疗不仅紫外线累积量低，产生色素早，不良反应小，也减少治疗时间。

（朱光斗）

单频准分子激光治疗白癜风效果怎样？

单频准分子激光（UVB 308nm）是一种新型的紫外线光源，又称靶式中波紫外线（targetedUVB），由氯化氙（Xe-cl）单色准分子激光器发射。

一般每周治疗2次，有统计分析表明疗效和治疗频率增加无关，而与治疗总数有关。疗效似可因部位、发病年龄而有差异。面颈部位和躯干部较四肢好。发病年龄小于18岁的白癜风患者较大于18岁的患者疗效好。

单频准分子激光与传统的紫外线疗法相比有3个特点及1个不足：①需要的治疗次数及累积照射剂量更少；②患者的依从性好；③其光束仅几厘米，仅使受累的皮肤暴露于照射中，故更安全。一个不足是对全身泛发性皮损治疗耗时、困难。

对进展期白癜风亦可行单独窄波紫外线及单频准分子激光照射。有认为对窄波紫外线治疗无效的患者改用单频准分子激光治疗亦可获效。

对光疗无效病例可酌情加用或改用药物或手术治疗。

（朱光斗）

脉冲二氧化碳激光是怎样治疗白癜风的？

白癜风可用药物如补骨脂素为代表的呋喃香豆素类和皮质类固醇激素类等药物治愈，但仍有一些皮损难以治愈，对这些病例有时可用手术疗法治疗难治性白癜风，如皮肤切除术、自体表皮片移植术、培养的黑素细胞移植术等。但是这些手术仍存在手术时间长或移植床的深度不易掌握等弱点，如有些白癜风因表皮去除过深产生瘢痕，外观欠理想、美容效果差。近来发现在脉冲二氧化碳激光进行除皱治疗过程中会产生严重的色素沉着。故有医生借助这一现象来治疗较小面积的白癜风。其原理是当皮肤创伤修复时，黑素细胞可随角质形成细胞的增殖移行而移行。故用脉冲二氧化碳激光单纯汽化以去除白斑处表皮，并形成由中心到边缘有一定深度梯度的创面，促使皮损边缘的黑素细胞向皮损中央移行，以此来修复黑素脱失的皮肤。该疗法适用于直径小于5mm的白癜风皮损。实践表明脉冲二氧化碳激光能较容易地控制汽化去除白癜风表皮的深度，且不影响创面的愈合和移植片的成活，使新生的色素均匀一致，且皮纹不会发生改变，可达到较好的美容效果。总之，手术简短、创伤较少、固定简单。

脉冲二氧化碳激光在手术治疗白癜风的应用中，主要是用于汽化白癜风表皮，制作较大面积的自体表皮片的移植床（即受皮区）而节省了由于手术操作如吸疱法所需的较长时间。白癜风表皮汽化的深度应控制在真皮的乳头层，汽化深度过浅会影响自体表皮片移植的成活或白癜风的激光治疗效果，汽化过深会影响白癜风治愈后的肤质，故白癜风表皮的汽化深度是激光美容手术治疗的关键。同样，自体移植片的厚度对白癜风的治愈率和美容效果也有很大影响。通常可用吸疱法获得自体移植片，吸疱（泡）法取得的疱壁（表皮片）较好：因其分离界面恰好在表皮的基底层下，不包含有真皮成分，易成活。但吸疱法的手术时间较长，疱壁的基底细胞可能会因操作不当而受损伤，疱壁也易受污染，这些因素会影响手术的成功率。此外，由于受吸疱方法的限制，每片仅约$1cm^2$，故此方法仅适用于局限的、皮损平整、小面积的稳定期白斑。

也有报道用脉冲二氧化碳激光汽化治疗晕痣。晕痣是白癜风的一种特殊类型，激光汽化治疗的目的在于去除已发生抗原改变的痣组织，刺激正常黑素细胞向黑色素脱失区移行，达到复色。不过此疗法存在争议。据我们的经验当晕痣的中心色痣用激光或冷冻或手术切除后不久，常观察到晕痣的白斑随之扩大或再发的病例。

（朱光斗）

什么叫光化学疗法？

光化学疗法是指用光敏剂加长波紫外线照射来治疗疾病的一种方法。治疗白癜风的常用光敏剂是补骨脂素。

早在13世纪埃及人就已开始用尼罗河畔的一种叫"大阿美"，又名"象草"的伞科植物的种子治疗白癜风。1947年埃及化学家从大阿美果实中分离出两种结晶性物质，即阿莫依定和阿米依定。以后很多研究者用这类药物内服、外用，以及配合各种光源照射治疗白癜风。1960年开始人工合成三甲基补骨脂素，并广泛用于治疗。目前可供选择使用的有8–甲氧基补骨脂素（即阿莫依定）与三甲基补骨脂素两种。

这些药物都是光敏性化合物，需结合日光或长波紫外线照射应用。它们虽然不能直接产生黑色素，但却能有明显增强皮肤对紫外线反应的效应，已知人体皮肤经日光照射后，表皮的角质层可增厚，增厚的角质层可防止晒伤。保留在角质层中的黑色素是最强的遮光物质，对防止紫外线对表皮的损伤起着重要的保护作用。皮肤经紫外线照射后能将还原黑色素氧化为黑色素，并促使其扩散。由于临床或亚临床光敏性炎症反应破坏了皮肤中的巯基化合物，解除其对酪氨酸酶的抑制，激活酪氨酸酶活性，从而催化黑色素的生物合成，并能激活黑素细胞，使其活性增加，胞内黑素颗粒增多，而且高度黑素化，单位面积内黑素颗粒增多、移动加快，黑素细胞树枝状突运动加快，从而加速黑色素合成代谢，使白斑的色素逐渐恢复。

白斑处黑色素的再生是毛囊外毛根鞘处无活性的不含色素的黑素细胞被激活、分裂、增殖并沿着毛囊自下而上转移到漏斗部，最后在邻近的角质形成细胞内远心性扩散。这与临床上所见到的，白斑中色素再生首先在毛囊周围开始是一致的。随着再生色素的增多、扩大、相互融合而使白斑复色。故对白斑中有黑素细胞并具有酪氨酸酶活性者的治疗可望获效。

（朱光斗）

怎样进行光化学疗法，应注意些什么？

光化学疗法分内服法与外用法两种，具体用法如下：

（1）内服法：口服8-甲氧基补骨脂素，剂量按每千克体重0.3~0.6mg计算，或三甲基补骨脂素，剂量按每千克体重0.6~0.9mg计算。服药2小时后照射阳光或长波紫外线。一般每周2~3次，连续治疗3个月以上。照射时间因人而异，一般开始时照1~5分钟，根据耐受性逐渐增加照射时间，以达到轻度的红斑反应或亚红斑反应为度。依疗程中皮肤色泽加深情况，逐渐增加照射剂量，最长不超过30分钟。治疗效果不随光毒反应而增加，避免水疱反应。内服法用于皮损面积大于20%体表面积的病例。此药有一定的毒性，应在医生指导下使用。

从8–甲氧基补骨脂素与三甲基补骨脂素的光敏效果看，以三甲基补骨脂素为好，不良反应小，且治疗白癜风更为有效。有人比较了三甲基补骨脂素与8–甲氧基补骨脂素，发现色素再生的必要光能量分别是产生红斑的光能量的1/30~1/10与1/2，而且三甲基补骨脂素对肝功能影响轻微。但亦有人认为两者疗效相近。采用此药治疗期间应忌酸橙、欧芹、芹菜、芥菜、胡萝卜等食物，以免影响疗效。

（2）外用法：使用这些药物的乙醇（酒精）溶液或软膏制剂涂抹白斑处，1小时后照射阳光或长波紫外线。每日或隔日1次。常使用0.1%~1%白斑疯药水（含0.1%~1%8–甲氧基补骨脂素）或0.3%白斑疯软膏（含0.3%8–甲氧基补骨脂素）。外涂这些药物易刺激局部而发生红斑、肿胀及水疱反应，故对生殖器部位的白斑不宜使用。低浓度一般不影响疗效，又可减少不良反应。外涂药可避免内服药所引起的一些毒性反应。用于大于12岁的患者，更适用于局限性或几块散在白斑。

由于本组外用药物刺激性较大，因此进展期白斑应忌用，避免因产生同形反应而使皮损增大甚至泛发全身，一般以用于稳定期白斑为宜。

为提高本组药物的疗效，有人用补骨脂素加入10%尿素脂中，或在补骨脂素溶液中加入二甲基亚砜，以利药物渗透。亦有人在补骨脂素溶液或软膏中加入皮质类固醇激素，以减轻过强的光敏性炎症反应，增强补骨脂素疗效。后者适用于各期白斑。此外，以补骨脂素外用结合内服法之疗效似较单独外用为好。

（朱光斗）

光化学疗法的效果如何？

光化学疗法治疗白癜风的效果是肯定的，但对此疗法的评价不一。一般认为应从如下两方面综合考虑：①疗效评价方面：补骨脂素，如8-甲氧基补骨脂素的疗效各家报道不一，有效率30%~60%，相差悬殊。疗效与下列因素有关，暴露部位较遮蔽部位易治；病期短者疗效较好，病期长者往往疗效较差或无效；皮损面积过大者治疗更为困难。开始见效时间一般多在3周以后、3个月之内，若持续治疗3个月仍无色素再生者可中止治疗，改用其他疗法。经本药治疗而获效的病例愈后复发倾向较为明显。这种治疗方法，美容效果差，治疗后皮肤颜色反差加大。②光化学疗法的不良反应方面：内服补骨脂素的不良反应有食欲减退、贫血、白细胞减少及中毒性肝炎。对这些不良反应若能及时停药或减少服药剂量一般可以避免。为慎重起见，凡糖尿病、肝功能损害及对光敏感的疾病，如卟啉病、红斑狼疮等患者应忌用。此外，使用本药有可能导致眼损伤，发生白内障。服药期间应注意保护眼睛免受紫外线损伤，故多主张傍晚服药。为了安全，最好每月1次定期随访血、尿常规与肝功能。并禁用于妊娠期、哺乳期妇女，糖尿病、肝肾功能不好者、白内障、对光过敏者、皮肤癌，外阴部位，对补骨脂素过敏或不耐受者。在进行海水浴、游泳、登山等有强烈紫外线照射或长期外出之前3日（72小时）停止内服。实验研究表明此种疗法还有诱发皮肤癌的危险，因此光化学疗法应在医生指导下使用。由于上述原因，在一定程度上也影响了本疗法的使用。

（朱光斗）

敏白灵的疗效如何，怎样使用比较合理？

敏白灵是法国生产、香港分装的一种治疗白癜风的进口药物。一套有两瓶药，一瓶是外涂药水，含0.75%浓度的8-甲氧基补骨脂素乙醇（酒精）溶液；一瓶是8-甲氧基补骨脂素药片供口服用。外涂药水与内服药片可同时结合应用，亦可分开个别使用，一般以联合使用效果较好。由于外涂药水浓度过高，涂后再加日晒易产生红斑、肿胀、起疱等强烈的光敏性皮炎。为减轻反应可用乙醇（酒精）稀释10倍、5倍或2倍后使用。有关敏白灵治疗白癜风的效果，内服时可能发生的不良反应及注意事项，可参阅"光化学疗法的效果如何"一节。

我国已能生产8-甲氧基补骨脂素，市场上也有8-甲氧基补骨脂素药片及8-甲氧基补骨脂素药水如白癜灵与白斑风药水供应。

朱铁君报道了敏白灵治疗白癜风的情况：敏白灵每片10mg，从每日口服10mg开始，渐增至每日30mg，以后维持在每日30mg。服药后2~3小时配合阳光照射。疗程3个月。共治疗108例，其中痊愈10例（9.30%），显效23例（21.30%），有效43例（39.80%），无效23例（29.60%），总有效率70.40%。共有3例（2.78%）出现不良反应，2例表现为轻度胃肠道不适，1例暂时性转氨酶升高。

（朱光斗）

光疗可引起哪些不良反应，如何处理？

光疗近期不良反应包括红斑、皮肤干燥，这通常是因为皮肤处于缺水状态导致的；偶尔会出现类似烫伤的水疱，这是因为照射频率逐渐增加产生的周期性单纯疱疹。如果水疱比较小要细心保护好，避免水疱破裂。如果水疱比较大应该及时与医生联系，来医院处理或在医生的指导下处理。另外可以对水疱部位进行冷敷：将毛巾放入冰箱，半小时后放在需要冷敷的部位；也可将冰块或雪糕加水放入塑料袋中放在需要冷敷的部位，15~20分钟后在患处擦绿药膏或者烫疮膏即可。若患者出现皮肤瘙痒症和皮肤干燥，可以在光照后或冷浴后涂抹润肤液，保持皮肤的水分会有利于止痒，另外润肤液尽量选用质地比较稀薄的种类。过度照射可导致照射区域皮肤灼伤而产生中等程度的疼痛性红斑，局部可以涂用皮质类固醇激素制剂，严重的可口服糖皮质激素以控制症状。长期治疗有光老化和致癌的可能性。目前的研究中虽然动物实验证实长期大剂量的UVB（中波紫外线）光治疗具有致癌作用，但在人身上鲜有报道。

（孙　越）

光疗后出门晒太阳是否需要特别注意？

皮肤位于体表，是人体的第一道防线，具有防止外界物理性、化学性及生物性等有害物质损伤机体的屏障作用，尤其是表皮中的黑素细胞分泌的黑素颗粒，对防止紫外线损伤深层组织具有重要的保护作用。位于表皮基底层黑素细胞分泌的黑素颗粒，弥散于表皮各层的角质形成细胞间，当不同波长的紫外线照射皮肤后，角质层能吸收和反射大量短波紫外线和部分中波紫外线；棘层和基底层黑素颗粒能吸收大量中波紫外线和部分长波紫外线，只有少量中波紫外线和部分长波紫外线可透过表皮进入真皮。所以，人体皮肤暴露于含有不同波长的阳光下，是不会晒伤深部组织的。人的肤色深浅与黑色素的多少息息相关，在黑色素的代谢过程中，紫外线的作用相当关键，它能激发合成黑色素时所必需的一种酶——酪氨酸酶的活性，并加速酪氨酸转变成多巴、多巴醌等，这样就促进了黑色素的代谢；同时紫外线又能抑制存在于皮肤中的称为巯基的物质，后者能抑制酪氨酸酶的活性，不利于黑色素的合成代谢。因此，适度晒太阳能促进黑色素的生成，加速已形成的黑色素从黑素细胞转移到表皮各层中去，使肤色加深，从而有利于白癜风的治疗。

用于治疗白癜风的光疗源大多采用窄波紫外线，窄波紫外线是一种提纯的 UVB（中波紫外线），它的能量聚积远远高于太阳光，医生会根据患者进行调整治疗时照射的剂量，不会损伤患者的皮肤。白癜风患者平时出门，太阳光的力量基本上可以忽略不计，但要注意季节、患者的皮肤类型和工作性质这 3 个方面因素，关键在于晒太阳时要把握好时机和程度。建议白癜风患者在未光疗期主动地、适度地配合日晒，日晒时间应该随季节而调整，例如秋、冬、春初阳光斜照地面时宜选择中午前后，日晒的时间可以长一些；春末、夏季阳光直射地面，宜选择上午、傍晚，若选择中午时分则可隔着玻璃窗照射，照射的时间可以短一些，次数多一些，这样就可以减少强烈的阳光照射对皮肤的损伤，有利于发挥长波紫外线的治疗作用。但是在夏季的午后，患者的皮肤又比较白皙而且需长期在户外工作时，就要戴帽子和墨镜，穿长袖、长裤或者涂抹防晒霜来进行保护。需要注意的是在光疗当天不要照晒以免损伤皮肤。

（孙　越）

皮质类固醇激素是什么？

肾上腺皮质激素简称皮质激素，是垂体分泌的促肾上腺皮质激素刺激肾上腺皮质分泌的激素的总称，它们都有类固醇结构，故称为皮质类固醇激素或甾体激素。皮质激素按其化学结构和主要生理、药理作用可分为3类，即盐皮质激素、糖皮质激素和氮皮质激素（包括男性素的睾酮和女性素的雌激素与孕激素等）。盐皮质激素参与矿物质代谢，调节体内电解质平衡，糖皮质激素对糖代谢有重要影响，氮皮质激素作用于性器官及蛋白质的代谢。它们在临床治疗上各有不同的作用。

（朱光斗）

如何选用糖皮质激素治疗白癜风？

糖皮质激素是临床上应用最多的药物之一，由于它的强大的免疫抑制和抗炎作用，普遍应用于各种疾病的治疗。在临床上使用糖皮质激素通常分为系统用药与局部用药两种：

（1）系统用药：如何发挥糖皮质激素的最佳疗效，最大限度地减少其不良反应，故掌握合理用药就显得格外重要。在合理用药方面，首先要严格掌握用药指征，对白癜风而言既要选择进展期以及短期内病情发展迅速的病例，还要顾及用药的禁忌证，了解患者的病史，特别是心血管、消化系统、神经精神系统疾患，权衡利弊得失，确定治疗方案，取得患者合作及家属的配合，使治疗顺利进行；其次是确定疗程。糖皮质激素的疗程可划分为短程（数日至2~3周），中程（3~4周到3~4月），长程（4个月或更长），还有一种叫冲击疗法。白癜风是一种比较慢性的疾病，通常选用中期疗法比较合适，对短期及冲击疗法，特别冲击疗法不可取；第三是确定用药剂量。糖皮质激素的用药剂量通常可分为生理剂量（相当于泼尼松每日5~7.5mg），几乎无不良反应，用于维持治疗或替代疗法。小剂量（相当于泼尼松每日7.5~40mg或每日每公斤体重小于0.5mg），该剂量下的不良反应随剂量与时间的增长而加大。中等剂量（相当于泼尼松每日40~60mg或每日每公斤体重小于0.5~1mg）。大剂量（相当于泼尼松每日用量大于60mg）。白癜风发病倾向于自身免疫疾病，有选用激素治疗的指征，不过存在于白癜风中的免疫紊乱现象程度轻微，故其临床上通常仅表现为皮肤白变，而很少或没有伴发系统性的症状。一般是选用生理剂量与小剂量之间的剂量进行治疗。据我们用糖皮质激素治疗白癜风的经验，开始时泼尼松每日15mg，顿服或分次服，连续服用2月，对治疗无效者即刻中止治疗，对有效病例继续用药并逐渐递减剂量。疗程控制在4个月左右，据我们的观察，这样的治疗是安全的；第四是要注意给药方法，我们通常采用泼尼松口服给药方法，该药吸收良好，剂量便于调整。而且主张晨顿服法，这样可减轻肾上腺皮质功能的抑制。此外，还要注意激素剂型的选择，譬如糖皮质激素结构中含有氟分子的确炎舒松、倍他米松和地塞米松等合成的激素，使用时间长时容易逐渐出现"激素性肌病"，表现为肌肉无力。又据研究表明，胎盘中具有11β酮脱氢酶，该酶使泼尼松灭活，所以孕妇使用泼尼松治疗是安全的，而其他合成的糖皮质激素有可能会抑制胎儿肾上腺皮质的发育。在所有合成的糖皮质激素中，地塞米松最易引起精神症状，如在较大剂量或长期治疗过程中，当患者出现失眠、欣快、兴奋、烦躁等症状时，在给予镇静安眠剂的同时应及时更换非地塞米松类激素。

（2）局部用药：上面是介绍系统使用糖皮质激素的选用情况，同样在局部应用糖皮质激素治疗时也存在着选用的情况。用于局部治疗的糖皮质激素，通常按四档分类法，分为超效、强效、中效与弱效四档。以临床常用的为例，超强效激素如0.05%丙酸氯倍他索、0.05%卤美他索、0.05%双醋二氟松；强效激素如0.1%氟轻松、0.1%糠酸莫米松；中效激素如0.1%曲安奈德、0.1%氢化可的松丁酸酯、0.1%戊酸倍他米松；弱效激素如0.05%

地塞米松、1%氢化可的松等。这些激素的效价除与其使用浓度有关外，还与剂型、基质有关，如基质中加入促渗剂氮酮等则可提高效果。通常硬膏疗效大于软膏，软膏大于霜剂，霜剂大于洗剂。

局部糖皮质激素外用亦可发生不良反应，糖皮质激素外用的药物不良反应可分为全身吸收的不良反应和局部的不良反应两类。全身吸收的不良反应罕见但严重，特别是长期、大面积，又使用封包疗法者导致丘脑－垂体－肾上腺轴的抑制，对儿童风险更大，特别是使用含氟的糖皮质激素可导致婴儿与儿童的生长发育迟滞等。如每周涂抹超过45g的0.05%丙酸氯倍他索则有抑制丘脑－垂体－肾上腺轴作用。在局部的药物不良反应方面，主要是由于使用不当所致皮肤萎缩变薄，毛细血管扩张，酒渣鼻样皮炎，伴细菌和霉菌感染，还会导致创伤愈合延迟、紫癜等。为减少局部用药的不良反应，要注意一些特殊部位的用药，如眼睑（皮肤薄）及眼周慎用糖皮质激素以免引发白内障、青光眼等；面部通常不用含氟的糖皮质激素，若要使用应注意疗程；儿童一般不用超强和强效激素，老人皮肤已有萎缩倾向易发生紫癜，若病情需要使用氟化糖皮质激素时，使用时间要短、面积要小，以免加速其皮肤萎缩和诱发紫癜。此外，如何恰到好处的选用间歇、轮换、封包等方法以提高疗效，减少不良反应，均需加以关注。总之，皮质激素是一把双刃剑，既有良好的治疗作用一面，又存在有不良反应的一面。在应用皮质激素治疗期间应加强观察、让它发挥良好的治疗作用，把不良反应降低到最小。

（朱光斗）

糖皮质激素治疗白癜风的效果怎样？

糖皮质激素治疗白癜风分系统用药与局部外用两种，其疗效与白癜风的型别、病期、病程、部位及年龄有关。寻常型白癜风疗效较节段型好，在寻常型白癜风中又以局限性与散发性白癜风为好；在病期方面，进展期白癜风的疗效较稳定期白癜风好；在病程方面，病程短者疗效好，据我们经验，病程超过7年及以上者，经过药物治疗病情可望改善，但很难痊愈；在部位方面，暴露部位白斑较被覆部位白斑疗效好，暴露部位又以面部白斑容易治疗，手足等肢体末端以及易受摩擦、压迫处如腋部、腰带处、会阴部位白斑较难治疗；儿童白癜风患者对糖皮质激素敏感，疗效较成年人好。综合国内报道材料，糖皮质激素系统用药治疗各型白斑，其有效率为74%~90%，显效率为27.5%~50%；糖皮质激素局部外用的疗效，其有效率为56%~90%，显效率为20%~60%。这其中疗效的差异，可能与治疗病例的选择、每组病例数、治疗的季节、选择的治疗药物等有关。

（朱光斗）

用糖皮质激素治疗白癜风会不会出现不良反应？

糖皮质激素治疗白癜风分系统性用药与局部用药两种，长期应用会出现一些不良反应：

（1）系统性用药：糖皮质激素品种繁多，如可的松、泼尼松、泼尼松龙、地塞米松、倍他米松等。而且各人使用剂量不一，我们推荐的小剂量泼尼松治疗有效、安全：泼尼松每日15mg（每片5mg），分1~3次服用，连续1.5~2个月。见效后每2~4周递减1片，至隔日服1片时维持3~6个月。总疗程6~13个月不等。我们用此法治疗51例患者，发现有一定不良反应，其出现依次为暂时性肥胖28例，夜尿、尿多与痤疮各6例，月经紊乱4例，毳毛增多3例。1例因胃痛未能坚持服药而中断治疗。19例在疗程中出现一过性（即短期的）全身肤色加深现象，以暴露部位、乳晕及腹白线处为最明显。此外，未发现诸如糖尿病、高血压、胃肠道出血、骨质疏松等其他不良反应。上述反应除毳毛增多外，大多在疗程中或激素剂量减少、停药时改善或消失。同时加服中药知柏地黄丸可减少、减轻上述不良反应。伴有月经紊乱时可加服逍遥丸。此外，也有用长效皮促素肌内注射，每周2次，每次25~40U，连用10~12次后中止2~4周再重复使用。最大剂量是给药4个疗程。此法治疗不太方便，疗效也不比口服糖皮质激素好。对伴有活动性胃及十二指肠溃疡、糖尿病、高血压、感染性疾病，以及有精神病史的白癜风患者忌用糖皮质激素系统性用药治疗。

糖皮质激素系统用药主要适用于进展期、泛发性及应激状态下病情急剧加重，伴发自体免疫性疾病的白癜风患者。此外，亦用治疗对呋喃香豆素类药物无疗效的白癜风患者。

（2）局部用药：以糖皮质激素做成软膏、乳剂、涂膜剂、霜剂或溶液外涂白斑处。常用的制剂有0.2%倍他米松火棉胶，0.2%倍他米松霜，0.2%倍他米松40%二甲基亚砜乙醇（酒精）溶液或霜，0.1%倍他米松、17–戊酸酯异丙醇液，0.025%地塞米松丙二醇液，0.025%地塞米松、0.1%莫米松糠酸酯、0.05%卤美他松、0.1%氢化可的松丁酸酯、0.1%确炎舒松–A、10%煤焦油涂剂等。每日外涂白斑处2~3次。局部涂用激素软膏仅适用于小于体表面积10%的小面积白斑，尤以进展期白斑疗效为好。眼周涂药有诱发眼内压增高和青光眼危险。长期、连续在同一部位涂药易引起如粉刺、青春痘样皮疹、毳毛增多、毛细血管扩张，甚或皮肤萎缩等不良反应，腋、乳房、腹股沟及关节伸展部位，包括脊柱两侧易发生膨胀萎缩纹。如改为间歇用药或与其他类外用药轮流应用可减少、减轻这些反应。大面积涂搽激素软膏时，还可因激素经皮吸收而引起的全身性不良反应，应予注意。有报道每周涂用0.05%氯倍他索霜45g，有经皮肤吸收而致肥胖、高血压、溃疡病、糖尿病等全身反应的危险。

外用激素种类应依皮损部位及年龄选择使用：面部及黏膜部位选用弱效的，如0.1%醋酸地塞米松霜、1%醋酸氢化可的松软膏等；其他部位选中效至强效的，如0.1%氢化可的松丁酸酯、0.1%确炎舒松–A软膏、0.1%莫米松糠酸酯、0.05%卤美他松软膏等；幼小儿童选弱至中效而年长儿童及成人可用强效。

（朱光斗）

糖皮质激素治疗可能会出现哪些不良反应？

虽然糖皮质激素的问世对皮肤病治疗具有划时代意义。由于它的强大免疫抑制和抗炎作用而用于治疗很多疾病，挽回了不少生命，但是也存在由于选择病例指征不严、剂型选择不当、剂量与疗程掌握不好等因素，会在改变原发病病理过程的同时也会导致新的病变，有时其不良后果会超过原发疾病本身。出现这些现象均在糖皮质激素系统应用时，故在选择激素系统用药时应予以充分注意。

糖皮质激素治疗后有可能出现的常见不良反应，主要有并发或加重感染（相当于泼尼松每公斤体重大于或超过0.3mg时容易发生），诱发或加重消化道溃疡（相当于泼尼松每日大于10mg，且较长期连续服用者），诱发精神症状（相当于泼尼松每日等于及大于30mg时），生长抑制（相当于泼尼松每公斤体重小于0.5mg时，则较轻），诱发类固醇性糖尿病、骨质疏松和股骨头坏死、肌无力（相当于泼尼松每日10~20mg时）和肌萎缩，诱发青光眼、白内障与眼部并发症及偶可致胎儿先天性畸形等。

防止以上各种不良反应的最好方法是以尽可能少用糖皮质激素进行治疗。为预防"骨质疏松"，对需长期应用糖皮质激素者应补充钙及维生素D_3；对使用大剂量糖皮质激素者适量口服补钙，对低蛋白血症除补充白蛋白以外，还应补充蛋白同化激素类药物如苯丙酸诺龙以拮抗糖皮质激素对蛋白质分解作用；对预防消化道溃疡发生可给予H_2受体拮抗剂，如西咪替丁、雷尼替丁等药。

（朱光斗）

用糖皮质激素治疗白癜风会影响发育吗？

这个问题是患者、家属与医生共同关心的问题。皮质类固醇激素治疗白癜风可能发生一些不良反应，已在上文做了介绍。在我们治疗的白癜风患者中，有婴儿、幼儿及处在发育中的青少年患者，均未发现有明显的发育异常现象。那么，这是什么原因呢？这是因为激素治疗剂量不大，从医学观点看属生理剂量或小剂量，而且又是在医生的指导与观察下短时间使用的，故一般对人体的发育影响不大。再以系统性红斑狼疮为例，系统性红斑狼疮是一种很严重的疾病，通常要较长时期用较大剂量激素治疗。对怀孕已超过5个月或因其他原因不适合做人工流产的，同时病情又有活动倾向的系统性红斑狼疮患者，则应适当加用或增大原来激素用量，直到控制临床症状，待临近分娩时要加大激素剂量。这时所需的激素往往是中大剂量，并常取静脉给药法。即使在这种情况下，一般认为激素对胎儿发育也影响不大。近来研究发现胎盘具有11-酮脱氢酶，能使泼尼松失活，因此，对孕妇使用泼尼松治疗是安全的，而其他合成的糖皮质激素有可能会抑制胎儿肾上腺皮质的发育。因此，对于适用激素治疗的白癜风患者，不要过多地去考虑激素治疗会不会影响发育，以免贻误治疗，不利病情的恢复。

（朱光斗）

什么叫骨质疏松，用于治疗白癜风的激素容易引发骨质疏松吗？

骨质疏松是指以单位体积骨量减少为特征的代谢性骨改变。在青少年时期成骨的速度快于破骨的速度，使骨量逐渐增加，到30岁达到高峰，30岁之后破骨速度渐渐快于成骨速度，骨量每年逐渐丢失0.25%~1%。这其中的差异有个体因素，也有饮食习惯的不同以及户外活动的多少等有关。通常骨质疏松妇女比男人明显。妇女在绝经之后，由于雌激素量低下，骨量丢失呈指数式增加，尤其在最初的3~5年内，虽然绝经后骨骼中矿物质与骨基质比例正常，但由于承重的骨小梁减少，使骨骼的脆性增加，轻微的外伤甚至无外伤的情况下也容易发生骨折，这就是骨质疏松的直接危害。

长期服用糖皮质激素，由于其对水盐代谢的影响，可引起体内钙磷代谢异常，可造成骨骼钙化不良而发生包括骨质疏松在内的骨骼病变。有些白癜风患者由于病情需要，要应用糖皮质激素治疗，此时会有一些患者或家属，很担心糖皮质激素会引发骨质疏松而不愿接受治疗，有的虽然接受了治疗并买回了药物，但是回家后却不执行医嘱，不服药或减少服药剂量，或缩短疗程，从而影响疗效，造成病情进一步发展。这是医生、患者及家属都不愿看到的。那么糖皮质激素治疗白癜风是不是容易引发骨质疏松呢？据我们30多年来对数以万计白癜风病例（包括幼小儿童到老年的各个年龄段）的治疗经验，尚未发现有因使用糖皮质激素而诱发骨质疏松的病例。其大致原因可能是：①激素用量很小，介于生理剂量与小剂量之间，而且多在生理剂量范围内，加之疗程短，一般在3~4个月内。这样的剂量与疗程对水盐代谢影响轻微。②白癜风好发于青少年，治疗对象也就以青少年为多，他们物质代谢处在旺盛期，遭受负面影响小。而且白癜风患者健康状况良好，一般不伴有肝、肾与内分泌等方面的系统疾病，对药物的耐受性好。③药物治疗白癜风配合紫外线照射可提高治疗效果。紫外线包括紫外灯、窄波紫外线、单频准分子光和激光以及太阳光中的紫外线等。此外，研究还表明紫外线可促使人类和动物皮肤中的7-脱氢胆固醇转变为胆骨化醇，即内源性维生素D_3，这是人体维生素D_3的主要来源。而维生素D可调节钙的代谢，促进机体组织（如骨骼等）吸收钙和利用钙。对于绝经期妇女及老年人的白癜风患者因病情需要用糖皮质激素治疗时，在治疗期间更应主动配合晒太阳以接受紫外线照射，补充牛奶与鱼肝油等。④医生会根据病情慎重选用药物。因此当医生决定选用糖皮质激素治疗时希望患者、家属予以理解与配合，以期早日控制病情，治好疾病。

（朱光斗）

白斑内注射糖皮质激素疗效如何，应注意些什么？

白斑内注射是激素局部用药的一种方法。目前常用的注射药物有醋酸曲安西龙混悬液（每1ml含10mg）、醋酸泼尼松龙混悬液（每1ml含25mg）、醋酸氢化可的松混悬液（每1ml含25mg）、得宝松（每1ml混悬注射液含二丙酸倍他米松5mg，倍他米松磷酸钠2mg）。以曲安西龙混悬液为例，每次0.5~1ml，与1%普鲁卡因液等量混合后做白斑皮损处注射，每周一次。此外，氢化可的松混悬液、泼尼松龙混悬液等也可作皮损处注射。这种治疗方法与皮质类固醇激素软膏外涂相比，显得比较麻烦，而且其疗效也无明显差异，加之这种治疗方法更易发生注射药物处的皮肤萎缩；如果本法无效，再换用其他的治疗方法也往往无济于事。因此，对于施行白斑内注射激素的疗法，每片白斑以不超过6次为宜。

（朱光斗）

市场上有哪些糖皮质激素外涂药物可以用来治疗白癜风？

医药商店销售的可用于治疗白癜风的糖皮质激素软膏或含有此类激素的药物有：地塞米松软膏、确炎舒松软膏、氟轻松软膏、氢化可的松软膏、培氯松软膏、卤米松及复方卤米松软膏、氯氟舒松软膏、复方咪康唑软膏、曲安西龙–尿素软膏、糠酸莫米松软膏、丙酸氟替卡松软膏、氢化可的松丁酸醋软膏、恩肤霜、地塞米松眼药水、四环素可的松眼膏等。这类药物的种类繁多，那么，如何选用这些药物呢？对于黏膜及眼裂周围白斑可选用地塞米松眼药水或四环素可的松眼膏，对于其他部位的白斑可选用上述任何一种药物进行治疗。据国内报道有效率在56%~90%之间，显效率在20%~60%之间。临床经验表明长期使用含氟类皮质类固醇激素软膏如氟轻松等易发生皮肤萎缩及毛细血管扩张而经久不退，在选用这类药物时应予以注意，特别是面部白斑。此外，恩肤霜所含激素浓度虽然较低，由于含有渗透剂，使用后有一些发红、疼痛等刺激现象。

（朱光斗）

白癜风的手术治疗有哪些？

当白癜风患者应用药物治疗无效且又处于稳定期的局限性小面积白斑，可考虑应用外科或内、外科联合治疗。手术治疗方法概括有下列3种：

（1）移植治疗：20世纪50年代初试用全厚层皮肤移植治疗白癜风取得

疗效，因其美容效果差，后经不断改进，发展到如今的黑素细胞培养和移植并获得重大进展。移植治疗包括组织移植和细胞移植两种。其中组织移植又可分为全厚层钻孔移植、薄层削片移植、单株毛囊移植与发疱移植，在组织移植中以发疱移植法开展得比较普遍，经验积累的比较多；细胞移植亦可分为表皮细胞悬液移植和培养的黑素细胞移植，在培养的黑素细胞移植中又可分为自体黑素细胞移植和同种异体黑素细胞移植两种。

（2）纹色法。

（3）皮肤磨削术。

（朱光斗）

手术移植治疗白癜风的方法有哪些，效果如何？

手术治疗白癜风是指黑素细胞自体移植治疗白癜风的一种疗法。早在20世纪50年代初，就有人试用皮肤移植方法治疗白癜风，开始使用全层皮片，但美容效果不理想，以后不断改进发展，由全层皮肤移植到今天的表皮移植，最后发展到黑素细胞的培养和移植，取得了重大进展。手术移植分组织移植术和细胞移植术两种：

（1）组织移植术：有4种不同的移植法：①自体微粒移植法，又称洞移植或全厚层钻孔法。在正常皮肤和白斑部均用小钻孔器取皮，制作皮片，去除白斑处的皮片，将正常皮肤皮片移植于白斑钻孔处。适用于黏膜部位如唇部和面部白斑。本法成功率较高，方法简单，易于操作。②薄层削片法，稳定期患者可施行此手术。此法优点是在同一时间内移植较大面积的白斑，尤其是四肢皮肤且较快出现复色；较之全厚层移植不易形成瘢痕。缺点是术者要有精湛技术，否则难取均匀一致薄层皮片；供皮区受损到一定深度易产生瘢痕；移植部可因皮肤皱缩产生串珠状边缘及其周围形成白晕等。③自体吸疱表皮移植法，一般采用负压吸引器，对白斑处受皮区与大腿或腹部正常皮肤的供皮区用抽吸法同时产生水疱，将受区水疱壁剪下丢弃，将供区疱顶剪下移植到受皮区创面。吸疱移植常会遇到供区移植片不足、供区遗留环状色素不均等问题。④单株毛囊移植法，白癜风复色时，有许多患者都是从毛囊口首先形成色素岛。研究发现毛囊外毛根鞘中上段存在着黑素细胞库——无色素性黑素细胞，在白癜风复色时候起着提供黑素细胞源的作用，所以单株毛囊移植治疗白癜风可以取得好的疗效。通常在枕部正常皮肤，分段切割成许多小块，之后用毛发移植器游离含毛囊的单株毛发，移植到受皮区。单株毛囊移植法优点在于毛囊含较多黑素细胞，治疗效果好，而且移植毛发钻孔针很细，一般不会遗留瘢痕。其缺点是对泛发性白斑疗效差，操作费时，光滑皮损处可能有粗大毛发生长。单株毛囊移植术特别适用于眉毛、睫毛及口角等处极少面积白斑的治疗。

据国内报道自体吸疱表皮移植法的有效率各人报道不一，在43.3%~93%之间。亦有报道约56%有效患者的新生色素在6个月后消失，白斑扩大。亦有人用液氮冷冻起疱法进行自体吸疱表皮移植。冷冻发疱常见皮损周围色素减退及冷冻过度造成局部严重炎症后瘢痕和色素增加等。

在上述组织移植中，薄层削片移植和负压吸疱移植成功率高，经移植未达到复色的缝隙可采用全厚层钻孔微移植来弥补。

（2）细胞移植术：是借用细胞培养术来增强细胞数量，然后将其移植到白斑处的一种手术。目前有两种方法：①表皮细胞悬液移植又称非培养表皮细胞移植术。用取皮刀在枕部皮肤获数个2mm²皮片，分离收取非培养黑素细胞，经处理后，将细胞混悬液注入用液氮冷冻起疱的白斑受皮区水疱中，有认为此法复色较体外培养黑素细胞复色好。还有一种叫混合表皮细胞移植术：有人将含有黑素细胞及角质形成细胞的混合培养物移植到用液氮冷冻去除表皮的白斑上治疗白癜风。②自体黑素细胞培养移植术。从患者皮肤中分离黑素细胞进行培养，白斑部位用负压吸疱，抽出疱液；再将培养的黑素细胞悬液注入腔内。有人报道用同种异体黑素细胞移植治疗白癜风获得成功。但国内卢涛等对同种异体黑素细胞移植治疗白癜风的进一步探索研究中，选择12例稳定期白癜风患者进行同种异体黑素细胞移植治疗。发现这些移植部位明显发红，约持续90天后渐消退，有的留轻微黄褐色。至术后180天时仅12.5%患者有轻微色素恢复。而且在同种异体黑素细胞移植后发红的移植区，组织病理有淋巴细胞呈带状浸润。故结论是同种异体黑素细胞移植后存在免疫排斥，移植效果差。

近年来有些地方开展了生物工程皮肤移植治疗白癜风的手术。该手术方法有助于大面积稳定期白斑的治疗。

（3）手术移植的注意事项：从理论上说，手术治疗白癜风的成功率是很高的，但实践上却有诸多不尽人意之处：①成功率受手术者技术熟练程度的影响。②成功率受无菌操作的影响，一旦感染将导致手术失败。③移植后生长的皮肤与其周围正常的皮肤在色泽与质地上总会存在着不同程度的差异。④对有瘢痕疙瘩素质的患者施行手术后有可能发生肥厚性瘢痕或瘢痕疙瘩。⑤手术疗法不适用于进展期及大面积白斑的治疗。

移植治疗白癜风已在不少地区的医疗单位广为实行，有的媒体也在宣传，这既有病例选择合适、移植治疗有效的一面，在某些情况经济利益的驱动更为主要。从事移植治疗白癜风的相关专家，共同感受到移植成功常受多种因素影响，研究表明白斑处有微环境改变，又有如白斑处、白斑边缘及远离白斑部位的外观色泽正常的皮肤黑素细胞、角质形成细胞与朗格汉斯细胞均显示有异常，此在进展期尤为明显，提示进展期白癜风临床"正常"的皮肤可能已处于临床前或亚临床状态。有人还指出由于黑素细胞的功能缺陷，其繁殖能力仅相当于正常人的黑素细胞的25%~50%。此外，黑素细胞体外培养后有无变化，染色体的正常核型有无畸变可能，移植片对人体有无不良影响以及远期效果等均需作进一步观察与研究。白癜风的病因及发病机制虽然很复杂，但经积极和耐心的治疗之后，大多数患者的病情是可望控制并逐渐好转、治愈。对于药物治疗无效的极少数完全性白斑、皮损面积小、分布在颜面暴露部位且又适合施行手术的部位以及患者的治病要求极为迫切时，可以考虑进行移植治疗。执行移植治疗时还应考虑即使移植治疗成功，但由于病因并未解除以及发病机制复杂等原因，难免存在高复发率的危险。

（朱光斗）

什么叫纹色法，它对白癜风的治疗效果怎样？

纹色法是由纹眼线技术衍生而来，使用纹色法将带有色素的非致敏源性外源性化学物质——氧化铁通过物理方法植（纹）入白斑处，可对患者的白斑外观起到一定的弥补作用。纹色法是一种美容疗法，选择纹入的氧化铁染料尽量配成与原来肤色一样，并要求纹入染料时应该比周围的正常皮肤颜色深一些，以弥补术后数周内因部分纹入的染料脱落而褪色，造成视觉上的色差，影响美容效果。经验表明应尽量避免选用黑色和灰色的色素，因为这种颜色在光线的作用下易使纹入处呈紫色和蓝色，造成手术效果失败。

由于皮肤有吸收外来异物作用，纹入的色素染料一般会逐渐消退，故需要定期追加治疗，也存在纹入的外源性色素与皮肤自然色泽间的差异，以及不能像正常皮肤一样其色泽会随季节的变更而变化。患者在手术操作过程中会有不适感，以及时间长后纹入处局部有可能会发生异物肉芽肿。这些都是纹色法的不足之处。若术后患者对治疗效果不满意，可用高频二氧化碳绿宝石激光将氧化铁清除。

纹色法多用在药物治疗疗效较差的部位，如口唇部、手指关节、肘关节与膝关节等处。

由于氧化铁会含有钛、滑石等杂质颗粒，为安全起见，在施行手术前10~14天应进行皮肤划破或斑贴试验，试验阴性，才可进行手术。

（朱光斗）

什么叫皮肤磨削术，治疗白癜风效果怎样？

皮肤磨削术是借用磨削器将白斑处皮肤磨削至轻度点状出血为度。然后注意无菌操作包扎创口，3~4周后开始色素再生。理论上皮肤磨削术后可以激活毛囊中外毛根鞘处的无黑素生成活性的黑素细胞，并促使其增殖、成熟，向白斑处移行，为白斑处补充黑素细胞。皮肤磨削术对一些小面积难治性白斑，特别适合于治疗指、趾等表面不平整部位的稳定期白斑。不过，有人认为单纯性皮肤磨削术对白癜风没有治疗效果，而在配合外用5-氟尿嘧啶软膏后会有效果。

由于激光治疗皮肤病的问世，特别是二氧化碳激光应用的普及，故用皮肤磨削术治疗白癜风已日渐减少。

（朱光斗）

紫外线光疗仪能用来治疗白癜风吗？

生活常识使人们感受到人体的肤色随季节而变化，春末至秋初肤色从淡逐渐变深，秋末至早春肤色又由深逐渐转淡，一年四季往复循环不已；而面部等暴露部位的肤色又较之躯体被覆部位为深。这些变化是由什么因素引起的呢？这主要是自然环境中的紫外线作用所致。许多研究表明，中波和长波紫外线能加速及激活黑色素的合成代谢，以产生更多的黑色素。因此，临床上常配合用中波和长波紫外线（黑光）治疗白癜风。

上海希格玛公司研制生产的SS系列紫外线光疗器，能发射290~400mm波长的紫外线。研究资料表明，290~380mm波长的紫外线激活酪氨酸酶活性的能力最强。如果反复照射290~320mm波长的紫外线，则不仅引起黑素颗粒的大量增多，而且可导致其质变使黑素颗粒变大，其分布范围扩大，变得更黑，从而使黑色素合成代谢亢进。因此，该SS系列光疗器发放的紫外线不但对黑色素代谢有促进作用，而且能弥补进行日光浴所存在的诸多不便。SS系列紫外线光疗仪还可结合皮损的分布部位与皮肤损害的面积选择使用。其中SS-01型为小面积治疗机型，适用于仅需小面积照射或者使用SS-05型或SS-03型治疗后局部需要强化治疗的患者。SS-01型紫外线光疗仪，携带方便，可任意调节角度，适用于各个部位白斑的照射。它是目前白癜风患者较为理想的一种家用治疗仪，对白癜风能起良好的治疗及辅助治疗作用。

（朱光斗）

免疫抑制剂治疗白癜风效果如何？

免疫抑制疗法是指用免疫抑制剂如硫唑嘌呤、环磷酰胺、6-巯基嘌呤等药物治疗白癜风的一种方法。这种治疗方法的提出是基于一些白癜风的免疫发病机制，由此从理论上说这些药物是有治疗作用的，文献上也有用这些药物治疗白癜风而取得疗效的报道。由于单独使用效果不理想，加上长期应用易引起一些诸如周围血象减少、脱发、肝炎、食欲减退等严重的不良反应。因此，我们仅用在皮质类固醇激素治疗获效、病情缓解后，加用小剂量免疫抑制剂以帮助抽减或停用激素。用药期间应定期检查血象，发现血细胞减少等不良反应时应立即停药并给予对症治疗。也有单独使用免疫抑制剂，或加皮质类固醇激素制成外用药治疗小面积白斑取得疗效的报道。

（朱光斗）

左旋咪唑、异丙肌苷、胸腺因子、转移因子等药物治疗白癜风疗效如何？

一般认为这些药物是免疫增强剂，使用后可不同程度地提高患者的细胞免疫能力。部分白癜风患者因免疫机制发病，并伴细胞免疫功能低下，应用这些药物是有一定益处的。但白癜风的发病机制复杂，各种因素相互影响，又互为因果，从免疫角度分析，既有体液免疫亢进，又有细胞免疫低下。因此，免疫增强剂仅是治疗白癜风的一种辅助性疗法。

（1）左旋咪唑：具有免疫调节作用，可促使白斑的自然的色素恢复。通常用于进展期或进展缓慢的白癜风病例。常用剂量成人每日口服150mg，6~12岁儿童每日口服100mg，小于6岁儿童每日50mg。每周连续服药2天，停5天。连续服用4个月至4年。有人用此方法治疗白癜风，结果单纯服用左旋咪唑组有效率达64%，与糖皮质激素（0.1%醋酸氟轻松软膏、0.05%丙酸氯倍他索软膏）联合使用效果更好，有效率为87%与100%，不良反应仅有轻度恶心，偶有腹痛及味觉差。本组仅有2例因严重呕吐而终止治疗。

（2）异丙肌苷：有免疫调节作用，理论上可用来治疗白癜风。有人对12例白癜风患者，每天以每公斤体重50mg异丙肌苷，连续用药14天后，改为每周用药3天，连续用药6个月，结果有6例复色；另有人观察4例白癜风每天用药4g，连续4个月，没有1例有效。

（3）胸腺因子：有人用胸腺因子D注射液10mg（儿童5mg），隔日肌内注射1次，连续用药，疗程3~9个月。一般为3~5个月。用药2个月无效者中止治疗。配合外涂0.2%倍他米松二甲基亚砜溶液，治疗104例白癜风，结果痊愈32例（30.77%），显效35例（33.65%），有效19例（18.27%），无效18例（17.30%），总有效率为82.70%，一般用药后1~3周见效，最快4~5天。

（4）转移因子：有人用正常猪脾转移因子口服液（每支10ml，内含转移因子8ml，计4U），每日1支，配合自制的外用药联合治疗，连续治疗3~6个月。共治疗103例，有效70例（67.96%）。认为长期使用免疫调节剂治疗白癜风有效。

（朱光斗）

对氨基苯甲酸（PABA）治疗白癜风疗效如何？

上海地区在20世纪50~60年代曾广泛应用对氨基苯甲酸治疗白癜风，后因药源问题很难买到此药，但仍有不少患者咨询有关此药疗效及使用后会不会出现一些不良反应等问题。我们曾报道应用此药治疗39例局限型与散在型白癜风患者的情况。方法是每日服药3次，每次0.3g（每片0.1g），连续治疗6~18个月，并分别在疗前、疗中及疗后（一般间隔2~3个月）测血、尿常规及肝功能。结果39例中22例取得不同程度的疗效，治愈1例，显效6例，有效15例，无效17例，总有效率51.28%；而对照组15例中，仅2例有效，有效率为13.3%。经统计学处理，两组有显著差异。这表明对氨基苯甲酸治疗白癜风有作用，不过其疗效不够理想。治疗患者未发现有血、尿常规及肝功能异常，仅3例初服此药时有轻度胃部嘈杂感，一般能耐受，不影响继续服药治疗。

有关文献曾报道2名患者，1名因小面积白斑服用对氨基苯甲酸后诱发新白斑，另1名因其他疾病服对氨基苯甲酸的疗程中发生白癜风。不过在我们观察治疗的过程中未发现有类似现象。

（朱光斗）

氮芥酊治疗白癜风效果如何？

氮芥酊（即氮芥50mg溶于95%乙醇100ml中）治疗白癜风有一定效果。有人用此浓度的氮芥酊结合白斑分布部位辨证服用中药治疗480例白癜风病患，结果治愈265例，显效156例，好转39例，无效20例，总有效率95.8%。此药起效较快，但再生色素于停药后易消失。药物遇光易分解而效价降低，故以新近配制的疗效较好。本药局部反应较强烈，常因其光敏反应而使白斑扩大、蔓延的情况并不少见，故只宜用于稳定期与好转期白斑，进展期白斑应慎用。

为了减少刺激性炎症反应，提高治疗效果，氮芥酊中的氮芥浓度可调节在0.01%~0.1%之间，也有在氮芥酊中加入皮质类固醇激素以降低其炎症反应，提高其治疗效果的。有人在氮芥酊中加入补骨脂素认为可较明显提高疗效，又可减少氮芥所致接触性皮炎的发生率，使治疗能顺利进行。

氮芥酊曾是我国20世纪60年代治疗白癜风的主要药物，因其不良反应大，接触性皮炎发生率超过50%，因色差大，故美容效果差。而且此药局部外用有潜在致癌危险，目前已较少应用。

（朱光斗）

蒽林软膏是否可用于治疗白癜风？

蒽林软膏原用于治疗银屑病，但是，观察到在银屑病治愈后，会遗留明显的色素沉着，色素沉着部位局限于涂药部位。因此有人试将蒽林软膏用治白癜风并取得疗效。其涂药方法是将0.1%蒽林软膏涂于白斑处,并超过正常皮肤3mm,每日2次,待皮损处已被红褐色全部覆盖后,改为每日涂药1次。至连续用药4周、8周时各进行一次疗效判断。共治疗22例青少年局限性白癜风,结果治愈5例(23%),显效10例(45%),有效4例(18%),无效3例(14%),总有效率84%。

(朱光斗)

怎样使用硫酸铜治疗白癜风?

白癜风患者有缺铜的表现,铜离子的缺乏降低了酪氨酸酶的活性,继而出现黑色素合成代谢减少,故有人给患者补充铜以期达到治疗白癜风的目的。如有人用0.5%硫酸铜液,每次10滴(儿童酌减)放入牛乳中或水中稀释后服用,连续服用数月。但口服硫酸铜液易诱发食欲减退及胃肠道刺激症状,因此有人用硫酸铜直流电导入治疗局限性白癜风:用一般直流感应电疗机,根据病灶大小选择电极,将2层绒布用2%硫酸铜溶液浸湿置于患处,与阳极相连,与比阳极大2倍的阴极对置,电流密度为0.2mA/cm^2(以有蚁走感或刺痛感为宜),每天1次,每次20分钟,12次为1个疗程。共治7例,均获痊愈。也有人为求快速有效,选择硫酸铜静脉注射给药来治疗白癜风,此方法安全性差,曾有因接受硫酸铜静脉注射给药而发生死亡的病例报道。我们认为对伴有血清铜氧化酶活性低下(缺铜)的病例平时可多吃富含铜的食物以及使用铜制食具,以期能补充些铜,有利于疾病的恢复。

(朱光斗)

怎样使用凯林治疗白癜风?

凯林(Khelin)是从阿密茴香中提取的呋喃香豆素类物质,结构似补骨脂素，其光生物学、光化学、光治疗学和治疗效果也与补骨脂素相似。但是与补骨脂素比较，凯林光毒性小、无光毒性红斑及周围着色过深现象，美容效果较补骨脂素好。

据报道凯林治疗白癜风有2种给药方法：①1%凯林凝胶：将凯林凝胶涂于白斑处，30分钟后洗净，照长波紫外线，从5分钟开始渐增至每次10分钟，隔天一次，共6个月。治疗36例，分两组对比观察，一侧涂药，称为含药侧，一侧涂基质称为基质侧。结果含药侧有效率86.1%，基质侧仅为66.6%，经统计学处理，两组疗效有明显差异。认为此方法方便、安全，是较好的一种家庭疗法。②内服法：成人每次口服50~100mg（每片100mg），2.5小时后接受长波紫外线照射，每周3次，共4个月。结果70%~75%患者有效。报道指出用此药治疗期间应监测肝转氨酶等，如异常应停药。

（朱光斗）

为何使用硫汞白癜风搽药治疗白癜风的见效时间较慢？

硫汞白癜风搽药每套两瓶装，一瓶含甘油5ml、75%乙醇95ml，另一瓶装有混匀的等量白降汞与硫黄粉末。用时将毛笔在甘油乙醇液中浸湿，然后再沾白降汞硫黄粉于白斑处，轻轻揉擦皮损处片刻，每日2次。此药治疗白斑有一定疗效，但见效时间较慢，多在用药2~3个月时出现。其治疗白癜风的机制尚不清楚，有人认为可能先是酪氨酸酶中的铜被汞置换，使酶灭活，从而抑制黑色素的形成。但连续长期使用后，汞可与皮肤中的巯基结合，解除后者对酪氨酸酶的抑制，恢复黑素细胞生物合成黑色素的能力而发挥疗效，由于要经历上述的过程，故其见效时间相对较慢。此外，此药中的硫黄对巯基也有一定的影响。又因药中含有汞，故有一定的毒性，忌用于口腔部位的白斑。我们还观察到此药对皮肤也有一定的刺激性，可引起皮炎。

（朱光斗）

"白癜净" 药水与所谓的 "冷灸疗法" 的效果如何？

据了解，所谓的冷灸疗法主要是用氮芥乙醇溶液外涂白斑的一种治疗方法，由于在用此法治疗时常发生红斑、疱疹等炎症反应，似灸治一样而取名。市上出售的 "白癜净" 药水，其主要成分也是氮芥乙醇液，疗效随使用时日期距生产日期的远近而异。"白癜净" 药水与 "冷灸" 疗法治疗白癜风是有效的，而且它们的疗效与氮芥酊大致相似。

但值得注意的是，氮芥对细胞增殖有明显的抑制作用，此药也可经皮吸收，大面积、长期使用可导致机体的全身毒性作用。用这些药物治疗白癜风时，仅适用于局限型小面积白斑。

（朱光斗）

目前还有哪些西药可供治疗白癜风？

除了前面已介绍的药物外，还有如下一些西药可用来治疗白癜风：

（1）阿托品局部注射法：每周在白斑中心皮内注射3次，每次注射0.5ml阿托品，10次为一疗程，每疗程间隔5天。有人用此法治疗42例小面积白斑，结果治愈3例，显效3例，好转28例，无效8例，总有效率达81%。阿托品局部注射治疗白斑的确切机制尚不清楚。

（2）硫代硫酸金钠（每安瓿1ml，含0.1mg）：每周在白斑处皮内分点注射1次，每次1ml，10次为一疗程。本药作用机制欠详，可能是由于重金属与皮肤内的巯基结合，赋活酪氨酸酶的活性，促进黑色素的形成，或与金离子在表皮沉着而着色有关。此药仅适用于暴露部位的小面积白斑。缺点是注射时的剧痛以及多次注射后易使注射处的白斑皮肤发生萎缩性变化。后者将导致任何治疗药物都不再会促使该处色素再生。因此，经7~8次注射后还未有新生的色素点时，应终止治疗，换用其他药。以避免发生萎缩而再也无法治疗。

（3）自血疗法：抽取自身静脉血0.5~1ml，立即分点注入白斑皮内，每周1次，10次为一疗程。此法适用于小面积白斑，有一定疗效。若不注意无菌操作，常可继发细菌感染。

（4）单胺氧化酶抑制剂：已知儿茶酚胺能使离体蛙皮的肤色变淡，而单胺氧化酶抑制剂（如异烟肼、丙酰苄胺异烟肼）能抑制交感神经末梢处的儿茶酚胺的代谢。有人试用于节段型（即偏侧型）白斑的治疗，用法是每晚口服异烟肼或丙酰苄胺异烟肼300mg，氨硫脲150mg，疗程6~24个月不等，部分患者有效。

（5）黑色素药水：黑色素药水的制备方法是用干燥清洁的人的头发45g，溶于20%氢氧化钾溶液100ml内，取此过滤液30ml与二甲基亚砜70ml混合而成，每日3~4次，涂于患处，稍加轻揉。据报道这种疗法有一定疗效。

（朱光斗）

中医如何治疗白癜风？

中医称白癜风为"白癜"、"白驳"、"白驳风"，认为其发病机制是由于"风邪搏于皮肤、血气不和所生也"，强调此病"施治宜早……初服浮萍丸，次服苍耳膏"，这些疗法至今仍运用于临床。由于对病因病机的看法不一，白癜风的中医辨证论治分型方法及内服中药的方剂成分也就有所不同，归纳各家的疗法大致有以下8种，以供选用时参考：

（1）气血不和型：患者病期长短不一，局限于头、面、颈、四肢或泛发全身。白斑色淡、边缘模糊、发展缓慢，兼见神疲乏力、面色白、手足不温，舌淡润，脉细。宜调和气血，疏散风邪。方用双藤桂枝汤加减。常用药有鸡血藤、首乌藤、生黄芪、当归、白芍、桂枝、防风、苍术、苏梗、旱莲草、生甘草。周若遇用首乌藤25g、鸡血藤15g、防风10g、苍术13g、苏梗6g、旱莲草15g、当归10g、桂枝3g、白芍10g、生甘草6g加减治疗22例白癜风患者，结果痊愈12例，显效10例。

（2）湿热蕴阻型：皮损易发于面部及五官周围，夏秋季易发展、扩大，白斑白而带红，边界截然，时感微痒，皮肤白变前常伴明显瘙痒。有皮肤过敏史，兼可见肢体困倦、头重、纳呆、苔腻、脉濡或滑。宜清利湿热，调和气血。方用萆薢渗湿汤加减。常用药有萆薢、冬瓜皮、首乌藤、赤芍、白芍、秦艽、泽兰、防风、黄芩、茯苓、当归、苍术、苍耳子等。周若遇用首乌藤20g、赤白芍6g、秦艽10g、泽兰13g、冬瓜皮10g、防风10g、黄芩10g、当归10g、茯苓10g、苍术、苍耳各10g加减治疗32例白癜风患者，结果痊愈20例，显效12例。

（3）肝郁气滞型：主要表现为白斑无固定好发部位，色泽时暗时明，皮损发展较慢，常随情感变化而加剧。本型多见于女性，常伴胸胁胀痛、性急易怒或忧郁、月经不调或乳房结块。苔薄润、脉多弦细。宜疏肝解郁、活血祛风。方用柴胡疏肝汤合桃红四物汤加减。常用药有生蒲黄、五灵脂、丹参、红花、桃仁、赤芍、白芍、香附、炒荆芥、防风、蝉衣、枳壳、柴胡等。朱光斗用全当归9g、杭白芍9g、郁金9g、八月札15~30g、益母草12~18g、白蒺藜12~18g、苍耳草12~15g、朱茯苓9~12g、灵磁石（或自然铜）30g等随症加减治疗100例白癜风病患，结果痊愈12例，显效32例，有效46例，无效10例，总有效率90%。

（4）肝肾不足型：本型病例病程较长，白斑局限或泛发，发展缓慢，或有家族史。白斑边界截然，脱色明显，脱色斑内毛发多白变，病程长，疗效较差。兼可见头昏、耳鸣、腰膝酸软。舌淡或红，苔少，脉细弱。宜滋肝补肾，养血祛风。方用一贯煎合四物汤加减。常用药有潼蒺藜、女贞子、墨旱莲、覆盆子、枸杞子、生熟地、何首乌、黑芝麻、赤白芍、当归、沙参、川芎、白蒺藜等。郭念筠用沙苑子、女贞子各15g，赤白芍、当归、川芎各10g，白蒺藜15g，覆盆子、枸杞子各10g，生熟地、何首乌、黑芝麻各15g治疗150例白癜风病患，结果痊愈14例，显效50例，有效83例，无效3例，总有效率高达98%。

（5）气血瘀滞型：本型病例病程长，白斑局限或泛发，多不对称。发展缓慢，可稳定不愈。白斑脱色明显，边界清晰，斑内毛发变白。舌紫暗或有瘀点，或舌脉怒张，眼结膜血管粗而弯曲，苔薄，脉涩。宜活血化瘀、祛风通络。方用通窍活血汤加减。常用药有赤芍、川芎、桃仁、鲜姜、红花、老葱根、红枣、麝香等。傅魁选用紫草20g，蚤休50g，丹参、浮萍各50g，川芎15g，刘寄奴25g，琥珀10g，地龙10g，丹皮25g，土鳖子10g，威灵仙25g治疗141例白癜风病患，结果痊愈5例，显效17例，好转107例，无效12例。

（6）脾肾阳虚型：本型病程迁延，多呈慢性进行性发展，似有夏轻冬重倾向。白斑脱色明显，可至纯白色，其内缘色素反而较深，斑内毛发多变白。或兼有形寒肢冷、腰酸腿软、便溏溲清。舌淡胖嫩，脉沉细无力。宜温补肾脾、活血祛风。方用右归丸合痛泻要方加减。常用药有制附子、肉桂、干姜、党参、桑寄生、丹参、白蒺藜、补骨脂、当归、何首乌、豨莶草、防风、白术等。孙泽民用菟丝子、桑葚子、何首乌、淫羊藿各12g，淡苁蓉15g，丹参、丹皮各12g，赤芍6g，鬼箭羽、红花各12g治疗45例白癜风病患，结果痊愈7例，显效11例，有效20例，无效7例，总有效率88.44%。

（7）心肾不交型：本型特点为皮损多按皮节分布或一定的神经区域分布。好发于青壮年，常突然发病，发展快，活动期多在1年内。可伴有心悸、失眠健忘、腰膝酸软。发病前常有一定的精神神经因素。宜交通心肾，滋阴养血。方用归脾汤加减。常用药有熟地、山药、山萸肉、补骨脂、茯苓、泽泻、丹皮、阿胶、党参、白术、黄连、远志、五味子等。有人用生黄芪15g，白术10g，茯苓10g，白芍20g，何首乌30g，夜交藤30g，炒枣仁10g，远志10g，鸡血藤20g，女贞子10g，当归10g，墨旱莲15g，黑芝麻20g，防风10g。配合外涂药治疗60例肢端型白癜风，结果痊愈10例（16.7%），有效39例（65%），总有效率为81.7%。

（8）脾胃虚弱型：此型小儿多见。白斑好发于面部，呈淡白或灰白，边界欠清，体倦，纳呆，或便溏、舌淡、脉濡细。宜健脾益气，补中和胃。方用参苓白术散。兼面白、心悸等血虚者合归脾丸加减。常用药有党参、白术、茯苓、扁豆、山药、当归、远志、白蒺藜、白附子、黄芪等。有人用党参15g，黄芪20g，白术10g，云苓20g，丹参20g，红花10g，当归10g，防风10g，白蒺藜20g，何首乌20g，砂仁3g，白扁豆10g，山药10g。治疗84例，其中痊愈17例（20.24%），有效49例（58.33%），总有效率78.57%。

（朱光斗）

中药治疗白癜风有哪些内服验方？

中医中药治疗白癜风的内服方药是比较多的，择要介绍一些以供参考：

（1）通窍活血汤（薛希任）：此方内含赤芍6g，川芎5g，桃仁、红花、鲜姜各9g，老葱3根，红枣7枚，麝香（绢包）后下0.15g。每日1剂，用黄酒煎服。有人用此药方治疗128例白癜风患者，结果痊愈110例，好转18例。

（2）消斑丸（舒有艺）：本丸含白蒺藜250g，何首乌、旱莲草各120g，丹参、炙白附子各60g，甘草30g，共研细粉、过筛、炼蜜为丸。每丸重3g。每日2次，每次2丸。配合外涂蛇黄散（含蛇床子、土大黄、密陀僧各30g，雄黄、硫黄、苦参各15g，轻粉9g，共研细末，筛去渣，浸泡于250~300ml黄醋内，瓶装、密封5天后备用）。据报道，用此法治疗380例白癜风患者，结果痊愈160例，显效180例，好转51例，无效3例，总有效率为98%。

（3）活血祛风汤（纪钧）：此方含川芎、木香、荆芥各5~10g，丹参、白蒺藜、当归、赤芍、丹皮各9~15g，鸡血藤10~20g，灵磁石30g。每日1剂，煎汤内服。结合外涂酊剂（含红花、白蒺藜、川芎等量，用70%乙醇浸泡），每日2~3次，擦药后日光照射5~20分钟，平均疗程4.5个月。治疗30例，其中痊愈11例，显效9例，无效4例，总有效率87%，平均治疗2~3周见效。

（4）功劳叶、槟榔各15g，刺蒺藜、补骨脂各12g，生甘草4.5g，煎汤内服。

（5）七宝祛白丸（白甫）：本方含补骨脂、枸杞子、牛膝、茯苓、柴胡、枳实、川芎、桃仁、红花、当归各10g，菟丝子、白芍、白蒺藜各15g，生地黄、制首乌各30g、桔梗6g，制成丸剂，每丸重10g，每次服1~2丸，每日2次，1个月一疗程。治疗369例，其中治愈111例，显效147例，有效103例，无效8例，总有效率为97.8%。

（6）克白汤（屠福汉）：本方含当归、制首乌、柴胡、补骨脂、山茱萸、枸杞子、丹皮、赤芍、白芷各10g，炒党参15g、桂枝6g、生甘草3g。随症加减。每日1剂，前2煎药液分早晚服，第3煎药液熏洗患部，先熏待温后用药液洗3~5分钟。3个月一疗程，共4个疗程。结果治愈23例，显效41例，有效81例，无效50例，总有效率为74.36%。

（朱光斗）

中药治疗白癜风有哪些外涂验方？

白癜风易发生在头面部等暴露部位，早期多较局限，局部涂药是治疗本病的主要疗法之一。自古以来在医疗实践中已积累了不少成功的经验，特从文献报道的材料中择其常用的介绍如下：

（1）复方补骨脂酊：补骨脂1000g，菟丝子300g，共研成粗粉后浸入75%乙醇4000ml内，浸泡7天过滤，取液外用。每日涂白斑处1~3次。治疗39例患者，结果痊愈17例，好转14例，无效8例，总有效率为79.5%。

（2）白斑酊：赤霉素1g，补骨脂200g，白鲜皮、骨碎补各100g，白蒺藜50g，斑蝥10g，菟丝子150g，二甲基亚砜430ml，75%乙醇适量，制成570ml的液体。治疗200例白癜风患者，其中痊愈39例，显效48例，有效87例，总有效率为87%。

（3）三季红酊：三季红（即夹竹桃）200g，浸入75%乙醇800ml内，浸泡7天过滤，取液外用。每日涂白斑处1~3次。治疗145例白癜风患者，其中痊愈68例，显效43例，有效20例，无效14例，总有效率为90.34%。

（4）复方乌梅酊：乌梅60%，补骨脂30%，毛姜10%，放入80%~85%乙醇中，药物与乙醇比例为1：3。治疗61例局限型小片白斑患者，其中痊愈12例，显效16例，有效24例，无效9例，总有效率为82.25%。

（5）白癜风酊：补骨脂100g，枯矾75g，硝酸钾75g，水银50g，硫黄适量，95%乙醇1000ml。治疗40例白癜风患者，其中有效35例，无效5例，总有效率为87.5%。

（6）鳗脂疗法：取活鳗1500~2500g，洗净切成小块，文火炼制，使油慢慢熬出，鱼渣渐成焦黄，继之焦黑即停火，冷却后取此油脂备用。先以生姜擦白斑处，后涂以鳗脂，再用玻璃纸封盖，3~4天换药1次，治疗13例白癜风患者，取得较好疗效，有效率达80%。

（7）复方硫黄散：用硫黄、密陀僧各9g，共研细末，以茄蒂蘸药末涂擦患处。治疗11例白癜风患者，结果痊愈7例，好转3例，无效1例，总有效率为90.9%。

（8）生大黄疗法：用新鲜的生大黄和醋研磨、取磨后的汁涂擦白斑，有些患者治疗效果较好。

（9）白芷：中药白芷含有呋喃香豆素类物质，其中主要是欧芹属素乙和异欧芹属素乙，亦能提高对紫外线的敏感，促进黑素细胞的代谢。有报道用白芷（每日30~45g）煎汤内服及外涂治疗49例白癜风患者，结果治愈2例，显效10例，有效28例，总有效率为81.60%。一般15~60天见效。

（10）制斑醋剂：用细辛6g，独活6g，白芷6g，将以上药物研成细末，用食醋适量浸泡，翌日即可蘸药液涂搽患处，每日外搽2~3次，每次搽药前将药液震荡摇匀，搽药应配合日晒。治疗27例，痊愈3例，显效8例，有效10例，无效6例，总有效率77.7%。

（11）祛白酊：每100ml含人参3g，黄芪3g，制首乌4g，女贞子4g，熟地黄2g，白鲜皮3g，千年健2g。用乙醇渗滤法提取，制成20%浓度酊剂。治疗120例白癜风。每日2次外涂，连续用药3个月为一疗程，疗程结束判断疗效。结果痊愈15例（12.5%），显效37例（30.83%），有效44例（36.67%），无效24例（20%），总有效率80%。

（12）白斑1号：白蒺藜20g，补骨脂30g，乌梅30g等碾成粉末，浸泡于95%乙醇100ml中，另加氮酮5ml，1周后过滤，取浸液外用。每日搽2~3次，边搽边摩擦，持续2~3分钟，之后日晒1~2分钟，疗程3~6个月。治疗90例，其中痊愈8例（8.9%）显效28例（31.11%），好转22例（24.44%），无效32例（35.56%），总有效率为64.44%。本组有2例出现接触性皮炎。

（13）祛白酊：菟丝子、白芷、补骨脂、独活各100g，红花50g，研磨后，以70%乙醇浸泡7天，过滤为1000ml酊剂，分装备用。每日涂药1~2次。治疗34例白癜风，其中局限型28例，节段型5例，肢端型1例。结果治愈7例（20.59%），显效9例（26.47%），有效12例（35.29%），无效6例（17.65%），总有效率为82.35%。认为疗效与氮芥酊近似，但是不良反应少，仅1例局部发生过敏反应。

（14）有人用硫黄6g，密陀僧6g，枯矾6g，雄黄6g，蛇床子6g，冰片3g。将上药共研细末，用凡士林调匀涂擦患处，每日1次。共治疗36例，痊愈24例（66.67%），显效6例（16.67%），好转5例（13.89%），无效1例（2.8%），总有效率为97.2%。

（15）有人用雄黄3.5g，密陀僧10g，白芷6g，白附子6g。将上药研细，筛去粗末，用切为平面的黄瓜趁湿蘸药搽患处。共治34例。经5~6次治愈13例（38.2%），8~10次治愈16例（47%），好转5例（14.8%），全部有效。

（16）有人用青核桃皮，胡萝卜叶各30g，75%乙醇100ml，密封浸泡1周过滤去渣，取滤液备用。每天外搽2~3次，第一个月配合紫外线照射，3天1次，每次2~3分钟，治疗3个月判断疗效。治疗21例，其中痊愈5例（23.8%），显效7例（33.33%），无效3例（14.29%），总有效率为85.71%。

（朱光斗）

复方卡力孜然酊治疗白癜风效果怎样？

复方卡力孜然酊（商标名：维阿露），曾名为复方驱虫斑鸠菊搽剂，由新疆维阿堂制药有限公司生产。方中主药为驱虫斑鸠菊，是仅产于新疆的药物，维吾尔语为卡力孜然，故本方称复方卡力孜然酊。驱虫斑鸠菊，有燥湿、祛风、舒经、活络、活血、化瘀等功效。另一主药补骨脂，因含有补骨脂素等，具有增强紫外线的作用，激活酪氨酸酶活性，促进黑色素的形成。配上何首乌，当归，防风，蛇床子，白鲜皮，乌梅，白芥子，丁香等，可改善微循环，纠正气滞血瘀与肌肤失养状态。同时又可直接补充微量元素如铜，锌，铁，硒，锰，钴等，以激活酪氨酸酶活性，促进黑色素的形成。故使用复方卡力孜然酊治疗白癜风能取得良好疗效。

复方卡力孜然酊的不良反应有：瘙痒，灼热感，红斑，个别为水疱，脱屑等，经对症治疗后均不影响继续治疗。总的说来，此药使用简单，比较安全，是确有疗效的一种药物。此外，经用此药治疗，白斑好转过程中会出现明显的色差，会对美容产生一定负面影响，但治疗后停止用药一段时间，色素过度沉着区会逐渐减淡，消退而恢复正常肤色。

（朱光斗）

治疗白癜风的中成药有哪些？

白癜风是原因不明的难治病，既然难治，就表明至今尚缺乏特效药。对于每一位白癜风患者来说，最初使用的治疗药物都难免带有试探性。为便于患者选择使用，下面介绍一些比较容易买到的药物及其治疗白癜风的疗效情况：

（1）白蚀丸，由广州中药一厂生产。内含红花，丹皮，紫草，苍术，白蒺藜，龙胆草，甘草，补骨脂，何首乌，丹参，灵芝等药。每日服3次，每次10粒，连服3个月为一疗程，孕妇忌用。据对458例白癜风患者治疗结果，显效61例，有效264例，无效133例，总有效率为70.85%。

（2）白灵，白灵由广东生产。分为两种药物，即白灵片和白灵酊。白灵片含三七，防风，当归，黄芪，丹皮，赤芍等药，供内服用，口服每次4片，每日3次，温开水送服，孕妇忌用；白灵酊由夹竹桃，当归尾，没药，白芷，白矾等药物组成。据对313例各型静止期白癜风患者的治疗结果，治愈与显效率为31.28%，总有效率为85.62%。

（3）白癜风胶囊及超效白癜风胶囊，分别由天津及石家庄市生产。白癜风胶囊内含白蒺藜、黄芪、乌梢蛇、当归、红花、桃仁、补骨脂、白鲜皮等。每次服3~4粒，每日2次，2~3月为一疗程。从中医角度分析，一般认为白癜风的发病机制是由于外受风邪，阻于肌肤，气血不和所致。故从治法方面而言，以活血祛风最为常见。若在活血祛风基础上酌情辅以疏肝、健脾、益肾的药，可提高疗效。白癜风胶囊及超效白癜风胶囊，亦是依照这一原则选用有关药物配制而成的，故用药后能收到一定的治疗效果。

其他的中成药多数是由各医疗单位自制的，如白驳丸、白斑片等。中成药服用方便，但与辨证施治比较，疗效相对较差。

（朱光斗）

白头翁叶可用来治疗白癜风吗？

白头翁为毛茛科植物。苏德忠等用鲜白头翁叶，洗净沥干，捣碎取液，以等量蒸馏水稀释备用。先将白癜风皮损周围正常皮肤涂上凡士林保护，之后用脱脂棉浸上述药液于皮损上，并覆盖塑料薄膜，用胶布固定2~3小时（儿童及面部薄嫩皮肤时间宜短），之后移除塑料薄膜露出皮损以白斑变红为宜。次日红斑多发展成水疱，进行对症处理。每2~4周重复治疗1次，如此治疗3个月判断疗效。本组26例，其中痊愈4例（15.38%），显效15例（57.69%），有效4例（15.38%），无效3例（11.54%），总有效率88.46%。与对照组补骨脂比较，二者疗效相同。

（朱光斗）

怎样使用角果毛茛治疗白癜风？

角果毛茛为毛茛科角果毛茛属植物的全草，产于新疆北部，有毒。魏清琴等将新鲜全草洗净沥干，捣成糊状，直接敷于皮损中央2/3范围内，厚

0.3~0.5cm，之后用塑料薄膜及两层纱布封包，待局部有烧灼感时移去药物，暴露皮损并观察24~48小时，皮损无变化时，再进行日晒。用药2个月后评估疗效。共治疗62例，其中痊愈17例（27.4%），显效18例（29.03%），有效21例（33.87%），无效6例（9.88%），总有效率90.32%。一般治疗2~4周后，白斑中出现色素沉着，2个月后可恢复正常。角果毛茛局部用药刺激性强，本组病例不良反应率高达90.32%，主要表现为烫伤反应，其中Ⅰ度烫伤8例（12.9%），Ⅱ度烫伤23例（37.10%），Ⅲ度烫伤25例（40.2%），个别出现大疱，愈后留下浅瘢痕及萎缩斑，故安全性较差。

（朱光斗）

白蒺藜治疗白癜风有效吗？

白蒺藜为蒺藜科植物，是治疗白癜风的常用中药。白蒺藜的乙醇提取物可提高酪氨酸酶活性和黑色素生成量，且呈剂量依赖性。有人用单味白蒺藜去刺，研末，水泛成丸。每次服9g，每日服3次，治疗11例白癜风，全部治愈；另有报道用白蒺藜冲剂（白蒺藜5000g，水煎浓缩加1∶4糖粉，制成饮料，干燥包装，每袋30g，分2次服）治疗27例白癜风，结果痊愈4例（14.81%），显效7例（25.93%），有效11例（40.74%），无效5例（18.52%），总有效率为81.48%。白蒺藜主要成分含刺蒺藜苷、紫云英苷、山奈素及少量挥发油与脂肪。目前多借用白蒺藜的散风行气血之功效，加入复方中药中治疗。

（朱光斗）

怎样使沙苑子治疗白癜风的效果提高？

沙苑子为豆科植物扁茎黄芪的成熟种子。李跃进在吸取民间验方的基础上，将生用沙苑子改为炒熟酒淬，取得较好疗效。李氏将183例白癜风分为两组，其中生沙苑子组91例，局限型88例，泛发型3例。其法为将生沙苑子研细为末，每日以水送服30g，连续服用6个月，结果痊愈9例（9.89%），好转37例（40.66%），无效45例（49.45%），总有效率50.55%；酒淬沙苑子组92例，局限型87例，泛发型5例。其法为取沙苑子1000g，以温火炒至腥香气溢出时，倒入盛有100ml白酒的容器内，搅匀后加盖密封1小时，晾干研细末。每日以水送服30g，连续6个月。结果痊愈14例（15.22%），好转9例（9.78%），无效29例（31.52%），总有效率为68.48%。两组疗效比较说明，用沙苑子治疗白癜风以酒淬沙苑子治疗效果更好。

（朱光斗）

麝香能用来治疗白癜风吗？

清代王清任在《医林改错》一书中指出，白癜风是"血瘀于皮里，（通窍活血汤）三、五付不可散漫，再服三十付可愈"。强调在治疗上应以活血通经为主，佐以宣肺行气之品。从目前治疗白癜风的方药看，也总以活血方药放在首位。这方面已有很多的文献报道。

麝香具有开窍、辟秽、活血、散结及通络散瘀作用。我们对白癜风病例的血液流变学指标研究发现，发现患者的红细胞压积、全血黏度及全血还原黏度均极明显高于正常人对照组，表明患者的血液黏滞度增高，导致血液流动不畅，形成了中医所说的血瘀证。近代研究表明麝香的主要成分是麝香酮。能够扩张局部血管，改善微循环。廖翠林等用0.4%麝香注射液在白斑处做皮下多点注射，治疗78例白癜风。结果痊愈12例，显效20例，好转32例，总有效率为83.33%。朱光斗用人工合成的1%麝香酮软膏外涂治疗24例局限性白斑，有效率达62.5%。

（朱光斗）

喜树碱酊治疗白癜风的效果怎样？

喜树碱是喜树提取物中的有效成分，临床上常用于治疗肿瘤。有人用其酊剂（含喜树碱0.02g，甘油20ml，氮酮5ml，95%乙醇加到100ml）治疗银屑病时，发现在银屑病好转过程中涂药部位出现色素沉着。涂彩霞等受此启发将喜树碱酊试用于白癜风的治疗。每日外涂2~3次，连续用药3个月为一个疗程。共治疗46例白癜风，结果痊愈6例（13.04%），显效10例（21.74%）。有效18例（39.13%），无效12例（26.09%），总有效率为73.90%。其中，局限型白斑疗效最好，散发型次之，泛发型和节段型效果差。暴露部位的疗效较被覆部位好。稳定期白斑又较进展期的好。

外涂喜树碱酊处有18例（17.3%）出现轻微瘙痒、红斑，个别有肿胀及烧灼感，暂时停用药或减少涂药次数可减轻反应或消失。

（朱光斗）

针灸对白癜风有何疗效？

有报道用耳针治疗白癜风取得疗效，其方法是选择耳部之肺穴、枕穴、内分泌穴与肾上腺穴，单耳、双耳埋针交替进行。耳针疗法能调整机体的神经、内分泌与免疫功能，起到辅助性的治疗作用。此外，也有用针灸加电磁波治疗白癜风的报道：先用皮肤针叩打白斑处皮肤，以局部微出血为度，接着用艾熏器重灸（一般以1根艾条为限），最后用特定电磁波治疗器（TDP治疗器）辐射20分钟左右，每日1次。用这种方法治疗13例白癜风患者，结果全部有效，其中治愈10例；一般3~10次就可见效。

有人用耳穴贴压治疗白癜风：使用王不留行贴压心、肝、内分泌等穴，使其有酸、胀、麻或发热感，每日按压5次，每次5分钟，15次一个疗程，一般1~3疗程可见效。共治8例，其中显效4例，有效3例，无效1例。

有报道用梅花针配合碘酊外搽治疗白癜风：先用梅花针叩击患处局部皮损区，以出血为度，然后擦2%碘酊，隔日1次，1周1个疗程。共治20例，其中痊愈5例（20%），显效11例（55%），有效3例（15%），无效1例（5%）。

还有报道用针刺加醋灸治疗白癜风：将穴位分为两组，第1组：地仓、印堂、合谷、百会、大椎、曲池、足三里、阳陵泉、阴陵泉。第2组：上星、颊车、三间、百会、陶道、手三里、上巨虚、悬钟、三阴交。以上两组穴位交替使用，隔日1次，每次针一组穴，每月针12次为1个疗程。每次针刺后于局部白斑处涂搽食用白醋，而后用艾柱直接灸，每次灸数壮，至局部发红为度，不留瘢疤。治疗5个疗程，共38例，其中治愈3例，显效13例，有效15例，无效7例，总有效率81.6%。

（朱光斗）

拔罐疗法是怎样治疗白癜风的？

纪钧认为白癜风内因是脏腑功能失调、气血不和；外因是风邪郁滞，肌肤失养，故以调和气血，祛风除邪的方法治疗。治疗方法：①药罐液制作，选用具有活血祛风，养血宁神的药物，如川芎、木香、荆芥各10g，丹参、白蒺藜、当归、赤芍、丹皮各15g，鸡血藤20g，灵磁石30g，放入适量的95%乙醇浸泡10天，去渣取汁200ml，贮于玻璃瓶中备用。②选穴：选有宣肺固表功效的手太阴经穴孔最，有健脾益气养血功效的足阳明胃经穴足三里，有调理情志、养血活血功效的足三阴交会穴三阴交，加上皮损局部的阿是穴。③拔罐方法：以脱脂棉球放入药液罐中浸湿，取出贴于火罐中部，用火点燃后立即罩在上述穴位上，或局部皮损处，每次15~20分钟，每日1次。穴位拔罐取单侧穴，连续10次后改为另侧，交替进行。④拔罐结束后，涂以中药酊剂（红花、白蒺藜、川芎各等量，以70%乙醇浸泡），之后配合日光晒15分钟。纪氏以此法治疗40例白癜风，结果痊愈13例（32.5%），显效9例（22.5%），有效14例（35%），无效4例（10%），总有效率达90%。痊愈患者一般治疗2~3周后见效，疗程2~10.5个月，平均4个月。拔罐疗法可起到沟通经络内外的作用以调理脏腑功能，从而达到益气养血，活血祛风的目的。而且该法简、验、便、廉，患者乐于接受。

（朱光斗）

皮下埋线治疗白癜风是如何操作的？

在无菌操作下，先进行局部麻醉，然后用缝皮针绕白斑周围的正常皮肤做皮下埋线1周，之后在圈内对白斑区进行曲线型皮下穿埋，穿埋结束后用无菌纱布覆盖，贴胶布。数日后即可去掉纱布，进行红外线局部照射。每次20分钟，每天1次，15次为一疗程。

（朱光斗）

名老中医有没有治疗白癜风的经验方？

全国各地都有一些临床经验丰富的名老中医，虽然在治疗白癜风方面不是他们的专长或特色，治疗白癜风的病例也不一定很多，但是他们的临床思维和提供的处方具有相当临床研究价值。限于篇幅，略为介绍一些：

（1）顾伯华治疗白癜风经验：顾伯华教授认为白癜风是风湿搏于皮肤，致令气血失和，血不营肤而成。治宜祛风理湿，和营活血，选用苍耳草9g，浮萍草9g，豨莶草9g，白蒺藜9g，土茯苓30g，当归9g，赤芍9g，川芎9g，丹参9g，桂枝9g，乌梢蛇粉3g（分吞）。每日1剂，分2次煎服。

（2）边天羽治疗白癜风经验：边天羽主任认为白癜风是局部气虚血少所致，内服祛内风与活血化瘀药物有一定疗效。选用桃仁、红花、当归、赤芍、川芎、芥穗、刺蒺藜、防风、白术、茯苓、甘草煎汤内服。亦可单服白蒺藜粉，早晚各服3~6克。

（3）张志礼治疗白癜风经验：张志礼教授认为白癜风证属气滞血瘀，风邪袭腠所致，故拟就疏肝健脾，活血祛风的处方药：柴胡10g，枳壳10g，白芍15g，白术10g，茯苓15g，白附子6g，防风10g，当归10g，香附10g，郁金10g，川芎10g，丹参15g，红花10g，坤草10g。以后视情在此理气活血祛风基础上加入养血益阴之女贞子、菟丝子、枸杞子等。

（4）张作舟治疗白癜风经验：张作舟教授认为白癜风的病因以肝肾阴虚为本，风湿侵袭为标，日久导致气滞血瘀，故拟滋补肝肾，祛风除湿，行气活血的方药。选用补骨脂15g，何首乌15g，菟丝子15g，当归10g，丹参15g，黄芪20g，女贞子15g，旱莲草12g，川芎15g，甘草10g，羌活10g，防风10g，白芷10g，白术10g进行治疗。

（5）禤国维治疗白癜风的经验：禤国维教授将白癜风分为3型：风血相搏型、肝肾不足型与气滞血瘀型。各型论治如下：

①风血相搏型，治宜调血祛风，选自拟调血祛风除白汤。药用白蒺藜、浮萍、赤芍、熟地各15g，当归、甘草各10g，白芷、苍耳草各9g，川芎6g。

②肝肾不足型，治宜滋肝补肾，选自拟滋肾除白汤。药用旱莲草、女贞子、白芍、乌梅各15g，山茱萸、熟地、丹皮、山药、泽泻、茯苓各12g，甘草10g。

③气滞血瘀型，治宜活血化瘀，选自拟活血化瘀祛白汤。药用赤芍、郁金、丹皮、当归、大枣各15g，老葱、甘草各10g，红花、生姜、川芎各6g。

（6）欧阳恒治疗白癜风经验：欧阳恒教授认为白癜风的治疗法则为疏风除湿，理气活血，调补肝肾。参照古方白驳丸及浮萍丸而制成中药复方——紫铜消白方。由紫铜、紫背浮萍、紫河车、紫丹参、紫草等药物组成。制成片剂，每片含生药0.7g，并外涂10%酊剂。每日服3次，每次10片，连续3月为一疗程。服药1~2疗程。共治疗197例，其中痊愈46例（占23.3%），显效61例（占31%），有效77例（占39.1%），无效13例（占6.6%），疗效较对照组（内服8-甲氧沙林每日30mg，外涂10%补骨脂酊）好（仅64.1%有效）。局限型、静止期临床疗效优于泛发性、进展期。

（7）刘关泽治疗白癜风经验：刘关泽认为白癜风系风热传于肤腠所致，治拟散风、清热、活血，并重用刺蒺藜以散风。选用紫草15g，龙胆草15g，女贞子15g，重楼9g，苍术9g，海螵蛸9g，白薇9g，桃仁9g，香薷9g，刺蒺藜46g，红花3g，甘草6g。每日1剂，分2次服，9岁以下儿童剂量酌减，药后配合日晒20分钟到1小时。共治疗50例，其中局限型13例，泛发型37例。结果治愈4例（8%），显效10例（20%），有效30例（60%），无效6例（12%），总有效率达88%。

（8）薛希任治疗白癜风经验：薛氏认为白癜风的发生在于局部的气血凝滞，经络不通，治拟活血通络为主。选用赤芍6g，川芎5g，桃仁、红花、鲜姜各9g，老葱3根，麝香（绢色）后下0.15g，桔梗15g，浮萍12g，防风9g，黄酒煎服，孕妇忌服。共治疗30例，其中痊愈46.7%，显效23.3%，有效10%，总有效率80%。

（朱光斗）

治疗白癜风的常用中药有哪些？

中医中药治疗白癜风的历史源远流长，在长期的临床实践中，积累了丰富的经验。近年来，随着对白癜病认识以及中医药临床研究的深入，中医药治疗白癜风的实验研究报道逐渐增多，综合各家的报道，将治疗白癜风的常用中药归纳分类如下：

（1）调节免疫功能的药物：黄芪、党参、茯苓、白术、灵芝、山萸肉、白芍、何首乌、枸杞子、鹿茸等，它们都有增强和调节免疫功能作用，提高环腺苷酸水平，其醇的提取物有激活酪氨酸酶活性的作用或含有呋喃香豆素类物质具有光敏作用。

（2）激活酪氨酸酶活性的药物：女贞子、旱莲草、无花果叶、蛇床子、补骨脂、地肤子、白鲜皮、紫草、骨碎补、细辛、苍术、甘草、商陆、乌梅、菟丝子、刺蒺藜、玉竹、夏枯草等，它们醇的提取物都有激活酪氨酸酶活性和促进黑色素的形成，且多呈剂量依赖性。其中女贞子、旱莲草、补骨脂、菟丝子等还有滋补肝肾作用。

（3）促进黑色素形成的药物：益母草、旱莲草、桑寄生、茜草、透骨草、野菊花、藏红花等，它们的水煎液都有促进黑色素形成的作用，其中旱莲草、茜草、透骨草还具有光敏作用，可以激活酪氨酸酶活性而发挥治疗作用。

（4）富含微量元素的药物：牡蛎、珍珠母、自然铜、麦饭石、浮萍、银杏叶、桑叶、蚂蚁、蛤壳、沙苑子、威灵仙等，可以补充人体必需的微量元素，如铜、锌、硒等而起到对白癜风的辅助治疗作用。

（5）增加光敏感性药物：补骨脂、白芷、独活、羌活、姜黄、前胡、蛇床子、北沙参、茴香、无花果叶及根、马齿苋等，它们都含有呋喃香豆素类物质，增加皮肤对紫外线照射的敏感，有利于促进黑色素的生物合成而发挥治疗作用。

经动物实验研究证明，茜草根、防风、麦冬、虎杖、决明子等中草药亦具有较强的光敏作用，可作为中医辨证论治拟定处方时的选择用药。

（朱光斗）

何谓中药光化学疗法？

中药光化学疗法是指用具有光敏剂的中药内服或外涂，并配合长波紫外线照射的一种方法。近年来研究发现，有些中药亦含有呋喃香豆素类物质，将这些中药加工后内服或外涂白斑，继之加照黑光或晒太阳，以引发光敏反应达到治疗白癜风的目的。其中以补骨脂最常用。中药补骨脂含补骨脂素和异构补骨脂素等物质，能提高皮肤对紫外线的敏感性而发挥治疗白癜风的作用。有较多报道用补骨脂单独或与其他药物配合制成片剂、针剂或外涂药，配合日晒治疗白癜风取得疗效。

据报道，含有呋喃香豆素类物质的中草药还有独活、白芷、无花果叶等。有人用0.5%或1%白芷总香豆素酊剂或软膏外涂治疗321例白癜风患者，结果治愈11例，显效61例，好转118例，总有效率达61.85%。独活所含呋喃香豆素类物质主要是茴芹素、异茴芹素，其光敏作用比白芷强。有人用1%牛尾独活总香豆素酊剂加日晒或黑光照射治疗307例白癜风患者，结果治愈20例，显效39例，好转108例，无效140例，总有效率为54.4%。无花果叶中所含呋喃香豆素类物质为补骨脂素和4,5-双氢补骨脂素。有人用无花果叶注射液（每毫升含生药1g），每次2~4ml，每日1~2次肌内注射治疗270例白癜风患者，其中可供分析的119例中治愈8例，显效9例，好转53例，总有效率为58.82%。在摸索治疗药物并经动物实验研究证明，有强烈光敏作用的中药还有虎杖、茜草根、决明子、沙参、麦冬等。亦有认为马齿苋有增加皮肤吸收紫外线的能力。用新鲜马齿苋打烂取汁外涂，配合日光浴治疗125例白癜风患者，结果治愈57例，有效57例，无效11例，总有效率达91.20%。

（朱光斗）

脱色疗法治疗白癜风的效果如何？

脱色疗法又称逆向疗法，是指用脱色剂使久治不愈的白斑边缘着色过深的皮肤变浅而接近正常皮肤色泽，以减轻两者的色差，亦即使白斑与其周围皮肤色泽接近正常，提高对自我形象的自信，达到某种美容上的需要，及避免每天涂遮盖剂的烦琐。有时亦用于消除泛发性白斑中残存的正常色素岛而达到肤色一致的效果。常用的脱色剂有3%~20%氢醌单苯醚霜、3%~10%过氧化氢（双氧水）等。值得注意的是外用这些脱色剂不一定能达到预期的效果，所需的治疗时间亦较长，一般要10个月或更长时间；个别患者应用脱色剂的部位尚有可能续发新的白斑。此外，涂药局部有时会出现一些不良反应，如皮炎和瘙痒，严重时还会引起皮肤干燥、斑秃、头发早白或抑制淋巴增生反应等。疗后洗净双手，1小时内避免与其他人正常皮肤接触，用药期间应避免与配偶不经意的皮肤密切接触。脱色成功后，每隔3~4月定期进行一次脱色以巩固疗效。平时需涂SPF值20~30的遮光剂以防晒伤。

近来有人用4-对甲氧酚（4-methoxyphend，MP）对16例患者进行脱色治疗，有11例（占68.75%）达到完全脱色，5例（占31.25%）无效。有4例涂药局部有烧灼感、瘙痒。有4例在脱色后2~36个月，重新出现色素。对上述脱色无效的5例，改用Q开关红宝石激光治疗，有4例获满意脱色，但亦存在毛囊色素复出现象。

（朱光斗）

遮盖疗法治疗白癜风的效果如何？

遮盖疗法是指用含染料（如人工色素）的化妆品涂擦白斑处，使其颜色接近周围正常皮肤色泽的一种疗法。遮盖疗法纯属一种暂时性美容法，系被动治疗，且疗效短暂，多因社交上的需要而使用。遮盖剂易被汗液冲淡或用水洗除，因此只适用于暴露部位及久治不愈的完全脱色（无黑素细胞）的小面积白斑。某些可治的白斑（有黑素细胞），除了社交需要也可偶尔使用几次，但应忌常用、久用，以免影响白癜风的治疗效果。

国外已有遮盖剂供应。国内也在摸索、研制，并在不断完善之中。如上海医科大学附属华山医院皮肤科研制的白斑美容霜，是以不同肤色的粉底霜为基质加入对白斑有治疗作用的中药成分制成，每日调配外搽1~2次，既能遮盖白斑，又有一定治疗作用。又如由中国医学科学院皮肤病研究所研制的金妆红美颜霜，每日外涂数次，数天后可见效，连续使用2~3个月，通常可达到预期的效果。有报道对暴露部位久治不愈的小面积完全脱色的白斑，可考虑皮内注射1%黄色素或外涂0.2%~5%二羟基丙酮乙醇（酒精）液，旨在被动产生色素，减少白斑与周围正常皮肤的色差，从而达到美容的目的。

（朱光斗）

国外有哪些治疗白癜风的特效药和新药？

白癜风的发病机制复杂，各种因素相互影响，又互为因果，给治疗带来很大的困难。人们在防治白癜风过程中使用了很多药物和方法，目前还在不断探索、研究之中。这些药物与疗法一般都有一定疗效，但就某一病例而言，在应用某种药物或疗法之前却很难预言有效或无效，而往往需要经过一段时间的试治，方能知道疗效。因此，可以说迄今为止国内外尚无医治白癜风的特效药。

国内市场上有一些治疗白癜风的进口药，如法国生产的敏白灵（含8-甲氧基补骨脂素）、香柠檬油乙醇液及美国生产的三甲基补骨脂素等，其中部分产品国内也已生产、供应。在上述这些药物中，8－甲氧基补骨脂素疗效一般；三甲基补骨脂素以往是供口服的，目前已有外涂药水与药膏，其疗效倾向于比8－甲氧基补骨脂素稍好，不良反应也少。使用上述药物治疗白癜风时需配合日晒或黑光照射才能更好地发挥药物作用。

国外还有用苯丙氨酸及从阿密茴香中提取的呋喃香豆素物质——凯林治疗白癜风取得疗效的报道，以及维生素D衍生物、钙调磷酸酶抑制剂、黑色素形成素以及一些基因疗法等。

（朱光斗）

怎样使用氟尿嘧啶软膏治疗白癜风？

崔炳壮用5% 5－氟尿嘧啶软膏治疗28例白癜风。每日局部涂药后封包1次，第一日即会出现涂药部位皮肤糜烂，在7~9天时涂药处皮肤完全糜烂，再经10天随皮肤表面愈合而开始色素沉着。2个月内白斑皮肤可完全复色。28例中有18例（64%）白斑全部复色，5例（18%）部分复色，5例（18%）无效，没有色素再生。另有报道说，用5% 5－氟尿嘧啶软膏治疗白癜风，应先擦伤白斑表皮，然后涂以药膏，之后加以封包，至皮损糜烂时停用。有效患者表现为10天之内表皮新生，其后1~2周色素开始再生，在2个月内所有治疗区域均出现色素再生现象。还有人认为5－氟尿嘧啶软膏治疗对称性肢端型白癜风效果较好。

（朱光斗）

什么叫促黑素，治疗白癜风有效吗？

促黑素（MSH）又名黑皮素、黑素细胞刺激因子及黑素细胞刺激素等。主要由垂体分泌，近来研究表明皮肤中的角质形成细胞也能产生促黑素，且是白斑复色的重要因子。在体内促黑素与黑素细胞受体结合后，经级联反应，促进黑素细胞增殖、黑素生物合成；促黑素又能增加细胞内环化腺苷酸含量，激活酪氨酸酶活性，促进黑素颗粒的合成；促黑素还能增加血清铜含量或减少皮肤内巯基的含量，故是通过多环节，多种途径来影响黑色素的合成代谢，理论上支持促黑素可用来治疗白癜风。

马成林等用0.001%α–促黑素生理盐水溶液涂搽白斑处，并揉擦片刻，以利药物渗入，早晚各1次，连续3个月为一疗程。观察36例，总有效率为77.77%。就疗效与白斑类型分析，以局限型疗效最好，总有效率高达96.43%。本组36例见效时间28~86天，平均为56.8+6.6天，痊愈病例痊愈时间56~168天，平均为93.8+12.6天。

（朱光斗）

怎样使用苯丙氨酸治疗白癜风？

L–苯丙氨酸为酪氨酸前体，其治疗白癜风的机制不清，可能是拮抗对黑素细胞有特异性毒化作用的抗体，使黑素细胞免受损伤。使用苯丙氨酸治疗白癜风需联合紫外线照射。此处紫外线照射有3种作用：①提高L–苯丙氨酸活性，更好作用于黑素细胞；②促进白斑周围或毛球处黑素细胞向白斑处迁移；③赋活白斑处幸存的黑素细胞重新合成黑色素的能力。

苯丙氨酸有两种用法，即内服与外用。内服按每日每公斤体重50mg计算，每周3次服用。服药15分钟后白斑局部涂10%苯丙氨酸凝胶，30分钟后日晒30分钟（4~10月季节于上午9时至下午3时期间晒太阳），秋冬季仅早餐后服药，不用凝胶，后者可提高复色效果。本组有83.1%的患者病情获不同程度改善。发现疗效与部位有关，面部较好，躯干、四肢渐次之。合并有苯丙酮症、肝肾功能不全、恶性贫血及妊娠、哺乳期者禁用此疗法。

（朱光斗）

怎样使用米诺地尔治疗白癜风？

米诺地尔是治疗高血压的有效药物之一。有研究发现接受米诺地尔治疗的高血压人群中，一些病例在血压受到控制的同时，原本稀疏的头发长出新发。对此进行实验研究，结果表明米诺地尔可使真皮乳头层血管扩张，促进毛囊周围乳头壁上小孔数目增加，使毛囊进入生长期，生长期毛囊中黑素细胞才具有细胞增殖、合成黑色素等生物学特性。如果联合光化学疗法（PUVA）更可加快外毛根鞘处黑素细胞储库中黑素细胞活化、增殖及白斑边缘黑素细胞移入白斑内，加速黑素合成。故从理论上米诺地尔可用治白癜风。有报道将米诺地尔配成2%酊剂，同时口服8-甲氧沙林联合长波紫外线（UVA）照射治疗白癜风取得疗效的病例。

（朱光斗）

前列腺素E₂治疗白癜风的效果怎样？

有研究表明前列腺E₂（PGE₂）可通过直接或第二信使的介导而增加酪氨酸酶活性；影响黑素细胞对不良神经刺激的反应性，促进黑素细胞增殖；刺激黑素小体及黑素细胞的发育、成熟，从而促进黑素的代谢。据报道有人用前列腺素E₂凝胶（每克含前列腺素E₂ 166.6μg）治疗27例白癜风，有3例治疗中途退出。每晚涂药1次，疗程6个月。24例的疗效如下：白斑中复色面积达75%~100%者15例（62.5%）；50%~75%者3例（12.5%）；0%~25%者6例（25%）。24例中有2例日晒后，在涂药处有一过性轻微刺痒感，总体上，药物耐受性良好。

（朱光斗）

拟过氧化氢酶治疗白癜风效果如何？

最近研究表明白癜风皮损（白斑）内四氢蝶呤循环障碍及过氧化氢酶活性低下，激发表皮内氧化应激反应，导致过氧化氢生成过多，后者毒害了黑素细胞，使黑色素不能生成而发生、加重白斑。而拟过氧化氢酶（Pseudocatalase）可催化、分解白斑皮肤内过氧化氢为水和氧，从而解除由局部的氧化应激导致的皮肤色素脱失。

拟过氧化氢酶是依地酸二钠钙螯合了锰的碳酸盐复合物。此药物需要经紫外线（包括日光）照射才能活化复合体，将过氧化氢迅速降解为水和氧气。

有报道用拟过氧化氢酶及氯化钙的乳膏涂抹白斑处，每日2次，1小时后进行窄波紫外线照射，隔日1次，或每周2次。其平均疗程为15.3月，有效病例的色素再生时间在2~4月内。结果有60%~65%病例有不同程度的色素再生。并认为对面部、手背部白斑疗效好，而节段型者差，手指、足背部白斑无效。目前市场上尚无此药供应。

（朱光斗）

怎样使用维生素D衍生物治疗白癜风？

曾有报道银屑病皮损局部使用维生素D衍生物和光疗后出现色素再生，此再生的色素限于涂药的皮损周围扩大，为什么会出现这一现象呢？研究发现银屑病和白癜风患者皮损处整个表皮单位钙的内在平衡性受损，表现为表皮细胞对钙离子的吸收和流动较正常人的角质形成细胞对钙离子的吸收和流动慢，使得细胞内钙离子浓度明显下降，导致硫氧还蛋白浓度升高，抑制酪氨酸酶活性。有人研究还发现维生素D衍生物可激活黑素细胞上维生素D受体，增加角质形成细胞摄钙及黑素细胞转运钙的能力，亦即通过调节细胞内钙的平衡而发挥治疗作用，使得黑素细胞内钙浓度逐渐增加、酪氨酸酶活性增强、黑素细胞体积增大，树枝突增多，分泌色素，使脱色斑复色而达到治疗目的。

使用维生素D衍生物治疗白癜风必须配合紫外线（包括太阳光）的照射，才能比较好的发挥治疗作用，以增加治疗效果。有人主张在晚上临睡前涂药，次日上午11时至下午3时晒太阳，亦有涂药后配合紫外线，如长波紫外线、中波紫外线或准分子激光照射等以提高治疗效果。

使用维生素D衍生物治疗白癜风需注意其可能出现的一些不良反应。

如对涂药局部的刺激，以及长期、大面积的过量使用可能导致血钙升高等，故应注意涂药部位及选择病例。

（朱光斗）

市场上有哪些维生素D衍生物可供治疗白癜风？

目前市场上有两种，一种为钙泊三醇（每克含50μg），另一种为他卡西醇（每克含2μg）。参考相关文献报道，它们外涂治疗白癜风的疗效比较接近：钙泊三醇对各型白癜风的疗效为痊愈6.25%~10.71%，显效9.38%~14.29%，有效31.24%~32.15%，无效42.85%~53.13%，总有效率为46.87%~57.15%之间；他卡西醇对各型白癜风的疗效为痊愈6.70%~13.04%，显效3.30%~25.00%，有效45.65%~63.30%，无效9.10%~26.7%，总有效率为73.3%~90.9%之间。这两种药物可用于进展期白斑治疗，而且联合紫外线照射都可提高疗效，经过治疗后局部的色差小，容易被患者接受。他卡西醇乳膏（商品名：萌尔夫）对涂药部位皮肤刺激性小，这是因为它的基质是由纯凡士林和液状石蜡组成的。所以没有使用部位的限制，可用于头面部、腋、腹股沟等皱褶部位，以及婴幼儿患者。他卡西醇还有脱色与增色的双重作用，即对脱色部位可增色，而对白斑边缘着色过深的部位又可促使其过度沉着的色素消退，恢复到正常的皮肤颜色。有较好的美容效果。萌尔夫的他卡西醇含量较低，一般使用后不会引起高钙血症。

（朱光斗）

黑素形成素治疗白癜风的效果如何？

早在20世纪70年代初，古巴胎盘组织疗法研究中心就开始对胎盘的各种不同衍生物的新陈代谢和它的生物活性进行研究，发现胎盘里含一系列属于Celolutrofinas一类物质，其中黑素形成素（melagenina）参与皮肤色素的形成，其有效成分是α-脂蛋白胎盘绒毛的乙醇提取物，活性成分为内皮素。内皮素是一种细胞因子，有促进黑素细胞迁移、增殖和黑色素合成作用。有人对一组732例白癜风进行的治疗研究：每日外涂黑素形成素液3次，每次间隔8小时，涂药之后进行紫外线、太阳光及红外线照射等，结果有84%病例皮损全部恢复正常。另有人对一组200例白癜风患者进行重复试验，仅31%病例色素完全恢复。而在一些国家，如泰国、墨西哥、委内瑞拉对黑素形成素临床研究结果却得出与上述研究相反的结果，即黑素形成素治疗白癜风无效。由此可见黑素形成素治疗白癜风存在疗效不一、重复性差的现象，而且疗程长，总疗程从数月至10年不等。国内许爱娥对他们自己提取出的黑素形成素进行有效成分的测定，认为内皮素和神经苷脂为可能的有效成分。并将此药用于表皮移植，即将药液外涂于移植片上，可提高手术的成功率及缩短复色时间。他们还将此药用治儿童头皮白癜风亦取得疗效。

（朱光斗）

他克莫司软膏治疗白癜风的疗效与安全性如何？

他克莫司软膏商品名为普特彼，由安斯泰来制药公司生产。美国食品与药品管理局（FDA）批准用于治疗特应性皮炎。它是一种免疫调节剂，在医疗实践中发现，除特应性皮炎外，对包括白癜风在内的一些免疫异常的皮肤病也有很好的治疗作用，医学文献中已有较多报道。

他克莫司有0.03%和0.1%两种不同浓度，12岁及其以下儿童选用0.03%浓度，12岁以上选用0.1%浓度。每日2次外涂白斑处，两次间隔8小时。笔者观察治疗了50例白癜风的52个靶部位，其中靶面积在1.8~30cm^{2}之间。总观察疗程为3个月。结果痊愈6个（11.54%），显效20个（38.46%），有效21个（40.38%），无效5个（9.62%）。以鼻部、眶周疗效最好，颊部次之。在治疗过程中有少数病例出现局部瘙痒、灼热感觉，不影响治疗。

他克莫司局部涂药治疗白癜风耐受性好，可用于2岁及2岁以上儿童病例。但是涂药面积应小于体表面积的20%，疗效随疗程延长而增加，疗程超过6个月时，宜与其他药物交替或者间隙使用。他克莫司局部应用不影响胶原蛋白合成，故不会引发皮肤萎缩，可用于糖皮质激素不宜用的部位，如眼睑、会阴、乳房与皱褶部。与糖皮质激素相比，这是它的一大优势。

（朱光斗）

煤焦油可用来治疗白癜风吗，它的疗效与安全性怎样？

煤焦油是治疗银屑病的经典用药，对银屑病有很好的治疗效果。临床上又依银屑病皮损的厚薄，选用不同浓度的煤焦油制成涂剂备用。在用煤焦油涂剂治疗银屑病中，观察到在皮损好转、改善与消退过程中，伴随着明显的色素沉着。受此启发，我们早在20世纪70年代就用10%浓度的粗制煤焦油涂剂试治白癜风并取得疗效，同时亦体会到煤焦油涂剂治疗白癜风有效、安全。后因药源中断，未能进行随访、观察与总结。

现在有一种煤焦油药物——泽它洗剂，它是中美合资山东德美克制药公司的注册产品，含1%纯煤焦油，常规用于治疗头部银屑病及脂溢性皮炎。我们于1999年6月起至2000年间试用泽它洗剂治疗白癜风。其用法为，先将泽它洗剂摇匀后直接涂于白斑处，待药液干后（可用电吹风机吹干），晒太阳5~10分钟，每日1~2次。共治疗年龄在2~55岁，平均为19岁的白癜风患者49例。疗程3~14个月，平均5.5月。治疗结果：痊愈8例（16.30%），显效21例（42.86%），有效18例（36.73%），无效3例（6.12%），有效率达93.88%。我们还观察到该药对进展期白斑亦可使用，经对比研究表明，对进展期白斑的疗效优于稳定期，与其他治疗白癜风的外涂药一样暴露部位疗效优于被覆部位。

煤焦油治疗白癜风的有效机制不详，沥青是煤焦油和石油分馏后所留下的残渣，沥青对人体作用主要有光感（内含吖啶、蒽等光感物质）作用及刺激作用。其光感作用可用治白癜风。本组多数病例在涂药及光照后，先出现红斑等炎症反应后发生色素沉着，少数在涂药后出现色素沉着而无炎症反应。本组有39.2%病例在涂药处有不良反应，表现为涂药处红、肿、灼痛痒、痤疮样皮疹与脱皮等，仅2例因涂药处剧痒难忍而中断治疗。这些不良反应的发生可能与皮炎及挥发性气体对皮肤、黏膜刺激有关。本组病例疗程最长达14个月，没有发现系统性症状的患者，提示泽它洗剂治疗白癜风还是比较安全的。

（朱光斗）

使用外涂药物治疗白癜风应注意些什么？

我们观察到白癜风的发生、发展常与涂抹某些刺激性大的药物有很大的关系。例如外用补骨脂酊、氮芥药水、白斑涂剂等药物可引起接触性皮炎，有时某些患者的白斑会随着接触性皮炎的发生而扩大、加剧。在病情发展阶段，甚至连患者佩戴胸罩、腰（裤）带、疝托部位的皮肤，肛周皮肤，以及丁字带与会阴接触摩擦处也会出现白斑，故而在进展期应避免外用刺激性强的药物。患处涂药时以微红不肿为度；如果红肿，应待炎症消退后再使用，或者酌情减少涂药次数和涂药时间，以减轻反应。患者也不宜穿着紧身衣裤，以免摩擦损伤皮肤而继发白斑，从而增加治疗上的困难。

（朱光斗）

口唇部白癜风可以光疗吗？

白癜风的各种治疗方法的目的是要使白斑中重新获得能够产生黑色素的功能正常的黑素细胞。这样的黑素细胞通常来源于两种途经，一种是由位于白斑中毛囊外毛根鞘的黑素细胞储库中移行而来；另一种从白斑边缘正常表皮中的黑素细胞移行而来。唇周等黏膜部位是没有毛囊的，应用光照治疗就不太合适。位于口唇部的白斑治疗的目的是要让白斑边缘正常表皮中的黑素细胞移行到受损部位从而来恢复色泽，大多口唇部位的白癜风治疗效果比较差。

（孙　越）

美容院的日光浴机可以代替光疗吗?

日光浴疗法，是利用天然的太阳光，根据需要而照射身体的一部分或全部，来防治疾病的一种方法。通过日光的照射来调节人体的功能，促进身心健康。室内日光浴机，又称晒黑机、太阳机，是利用专业的日晒灯管模拟自然界中的太阳光照射人体皮肤表面，以达到补充阳光、促进黑色素生成、提高人体活力的目的，有一定的医疗保健效果，配合各类助晒产品更可实现古铜色、小麦色、巧克力色等健康时尚肤色。室内日光浴与室外日光浴最本质的区别就是前者受到严格的控制。但日光浴是不可以代替光疗的，它甚至不能代替自然光。光疗大多引用的是窄谱紫外线，即一种提纯的 UVB（中波紫外线）。而日光浴机装置会散发大量的紫外线，对白癜风患者是不安全的，甚至还可能会导致严重的灼伤、皮肤过早衰老及皮肤癌问题。所以患者应该在尝试紫外线疗法前应仔细咨询皮肤科医生。

（孙　越）

眼周白斑如何治疗?

眼睛周围的白斑一般常用内服药物加外用药物治疗，但在使用软膏等外用药物治疗眼周白斑的时候，患者应该先和医生讨论一下。通常建议使用的大多数外用药物是安全的，但是最好避免触及眼睛，以免引起不良反应。至于光照治疗，我们知道光疗对眼睛造成的最大危害是光毒性，所以在使用光疗前，最好首先进行全面的眼部检查。当然，很多患者在进行光疗的时候会戴护目镜保护眼睛，可是如果眼睛周围有白斑怎么办呢？大多数医生会让患者摘掉护目镜闭上眼睛进行治疗，这是可行的，但最明智的做法是在决定尝试任何治疗方法前应首先和皮肤科医生进行讨论，选择一个双方都认为合适的方法进行治疗。

（孙　越）

有没有一种治疗方法对所有患者有效？

目前没有一种治疗方法对所有白癜风患者有效，因为白癜风的病因是不同的，另外还存在个体差异，所以不同的治疗方法会对不同的人产生不同的效果。当一种治疗方法无效的时候，并不意味着其他的治疗方法也不行。当白癜风发病的根本原因没有找到，不管采用什么样的治疗方法都是治标不治本的。因此，观察新出现的白斑就显得尤为重要，这样患者才可以尽快地开始治疗。随着医学的发展，终有一天我们会找到从根本上治疗白癜风的方法，达到标本兼治。

（孙　越）

进展期白癜风可以接受光疗吗？

一般来说，对进展期白癜风不建议采用有刺激性的治疗，而以内服药物为主，如果进展期应用皮质类固醇激素类药物，可以同时联合光疗，这样对疾病没有特别影响。如果照射后白斑变白，可能与疾病本身处在进展期有关系，需要等到病情稳定后再进行光疗。

（孙　越）

患白癜风的孕妇应怎样治疗？

关于对怀孕的白癜风患者治疗问题一直无法统一。从理论上来说，药物对胎儿的不良反应，除与药物的种类有关外，还与孕期、剂量及药物在胎盘的通透度密切相关。很显然，胚胎期（孕2~8周）对药物最敏感，剂量越大，毒性越大，药物在胎盘的通透度越大，对胎儿的危险也越大。所以在选择治疗方法与药物时应慎重考虑。

（孙　越）

患白癜风的孕妇不能用哪些化学药？

具体来讲，孕期用化学药禁忌分五大类：

（1）抗菌药物类：如四环素可致胎儿畸形、牙齿变黄，还能引起先天性白内障、长骨发育不全。链霉素和卡那霉素可致先天性耳聋、肾脏受损。氯霉素可致胎儿骨髓功能抑制，致使新生儿肺出血。属于喹诺酮类药物的氧氟沙星、环丙沙星等，可抑制DNA旋转酶，阻碍蛋白质合成，应避免在妊娠期使用；甲硝唑（灭滴灵）有致突变作用，妊娠早期不宜使用；氯霉素可致灰婴综合征，妊娠期不宜使用。链霉素、庆大霉素、阿米卡星有可能影响胎儿听力及损害肾功能，妊娠期间避免使用。青霉素、头孢菌素类（先锋霉素类）药物的血－胎盘屏障穿透性不高，毒性低，可用于妊娠期感染的治疗。红霉素和克林霉素较为安全，可供妊娠期使用，但依托红霉素易致肝损害，妊娠期不宜应用。另有报道，儿童应慎服诺氟沙星，理由是此药会影响儿童骨骼生长。那么孕妇也应该慎用此药。

（2）止痛退热药：孕妇服用止痛退热药会造成胎儿心脏发育异常，目前认为阿司匹林、对乙酰氨基酚是较安全的药物，短期应用这些药物无须禁忌，如需大量或长期应用，应在医生指导下酌情减量。

（3）抗肿瘤药：如甲氨蝶呤、白消安、6-巯基嘌呤和环磷酰胺可致胎儿颅骨骨化不全、腭裂、脑积水、指趾畸形。一般来说受孕后第3周到第14周是胚胎发育期，此时期最易因用药不当使胎儿致残、致畸，孕妇应特别注意。

（4）激素类药物：性激素尤其易引起胎儿器官畸形。己烯雌酚可使女婴男性化、男婴女性化；黄体酮、睾酮类激素可使女婴男性化。肾上腺皮质激素也可引起胎儿各种畸形。

（5）各种镇吐药：怀孕早期由于反应性呕吐而服用镇吐药也有致胎儿畸形的危险。这类药包括异丙嗪、氯丙嗪、三氟拉嗪、美克洛嗪等，可致胎儿心脏发育受阻而患先天性心脏病。

另外免疫抑制药物他可莫司、呋喃香豆素类药物补骨脂素等也要注意避免应用。

（孙　越）

患白癜风的孕妇可以用中药治疗吗？

任何药物都有不良反应，其中包括中药。妊娠期应用中药的禁忌，从药物的性能来说，主要是忌活血破气、滑利攻下、芳香渗透、大热有毒之品。第一是有毒之品：如水银、朱砂之类，有直接伤胎、腐胎的作用，当严禁使用。第二是滑利攻下类：如滑石、冬葵子、甘遂、大戟、芫花、薏苡根、巴豆、牵牛子、木通等。此类药物多具通利小便、泻下通腑的作用，但有伤阴耗气之弊。阴伤则胎失所养，气耗则胎失固摄，胎儿易下坠。第三是大辛大热类：如附子、肉桂、川乌、草乌等，这些药物辛热而燥，辛热走窜迫血妄行，燥能伤津，对胎儿不利，且多有不同程度的毒性，有堕胎之弊。第四是芳香渗透类：如麝香、草果、丁香、降香等，多辛温香燥，有疏通气机的作用。气行则血行，以致迫胎外出。第五是活血破气类：如桃仁、红花、三棱、莪术、泽兰、苏木、刘寄奴、益母草、牛膝、水蛭、虻虫、乳香、没药等。因活血使血液循环加速，迫血随气行，气乱则无力固胎。许多人认为中药是安全的，其实这是误解，许多中药的机制并没有被完全搞清楚。再加上中药成分复杂，是否对孕妇有影响尚未清楚。所以在应用中药治疗白癜风时，特别是一些具有多种成分的中成药时，应首先明确其成分，然后看这些成分是否对孕妇和胎儿有影响，不能盲目使用。

怀孕后，由于母体的变化及胎儿影响，其代谢与正常人有所不同，同一药物此时对人体的影响也不尽相同，所以在使用药物时要严格掌握，尽量减少药物对母子的损害，保证母子身心健康。

（孙　越）

患白癜风的孕妇能否接受窄谱中波紫外线治疗？

关于窄谱中波紫外线治疗患白癜风的孕妇目前临床资料还是较少，所以也无法给孕妇患者一个完全的保障。同样，外用药物虽然比较安全但仍应避免应用刺激性较大的外用药。故治疗前需与皮肤专科医生共同讨论使用何种方法。

（孙　越）

为何在治疗时身体其他部位还会出现新的白斑？

我们经常可以观察到一些散在型或泛发型白癜风患者经治疗之后，在病情趋向稳定、好转的同时，其他部位会冒出少数白斑，这种现象引起患者的不安。其实这种现象在其他一些原因不明的慢性皮肤病如银屑病、斑秃等疾病中亦常可见到。这种现象的产生常有一定的诱发因素，若能查到诱发因素并给予适当治疗，病会继续朝好的方向发展；若查不到诱发因素，而新白斑又继续增多时，加大原用药物的剂量一般是能控制病情的；再经2~3周的观察，仍有新白斑出现时就要加用或换用其他的治疗方法。

（朱光斗）

如何正确选择治疗白癜风的方法和药物？

白癜风的治疗方法与药物种类繁多，虽无特效之功，但各有其一定疗效与优缺点。经过长期的临床实践考验，其中有些疗法与药物已少用或不用，如铜离子静脉注射疗法；有些还在继续使用，并已成为主要的治疗方法，如呋喃香豆素类药物和皮质类固醇激素疗法；有些则尚处在探索阶段，如激光疗法和手术疗法等。在药物治疗过程中，某种药物可能对一部分患者疗效较好，对另一部分患者疗效欠佳，甚至无效，因此后者常需换用其他药物才能收效；有些患者初期对某种药物反应良好，尔后由于长期使用其疗效逐渐降低，在这种情况下亦需要更换他药。

白癜风一般以外治（局部用药）为主，特别是小面积损害。在广大农村地区治疗时可优先考虑使用单方、验方；在医疗条件较好的城镇可先用补骨脂素之类的呋喃香豆素类药物外涂。对于涂药后出现局部红肿，且炎症消退后白斑随之扩大者，或处于进展期的患者，应换用或先用刺激性小的药物，或以皮质类固醇激素制剂外涂。

一般认为氮芥酊、芥子气软膏及补骨脂素类药物，如8-甲氧补骨脂素、香柠檬油乙醇溶液等易于引起皮肤发红、肿胀及起疱等较为强烈的皮肤刺激反应或光毒反应，有时诱发局部皮肤同形反应使白斑扩大。为减少这种反应可采取更改涂药时间，如由白天改为晚上、由中午改为傍晚，或缩短光照时间，或减少涂药与光照次数，或酌情降低药物浓度等措施。反之，若涂药后局部反应不明显，则可适当提高药物浓度或延长日晒时间。

消斑酊、三季红酊、硫汞白斑涂剂等药物刺激性较小；皮质类固醇激素制剂外用多无刺激性，但若涂药后皮损颜色反而更白、脱色更明显，则应停药；长期外用皮质类固醇激素软膏，应注意可能出现的局部皮肤萎缩、毛细血管扩张、皮肤感染与多毛或毳毛变粗等不良反应。如果是泛发性白斑，或白斑在短期内迅速蔓延者，可加服中药或皮质类固醇激素以期控制病情，促使其好转。内服中药一般没有不良反应。系统使用皮质类固醇激素时，需注意禁忌证及可能出现的并发症，常见的有溃疡病、高血压、糖尿病、肺结核及肾功能不全等疾患。因此，应在专科医师指导下使用。

目前各地对白癜风的治疗都有一些成功的经验，如果患者得病后能及时、主动、耐心地配合医师进行治疗，在治疗过程中又能持之以恒，一般都能取得较好的治疗效果。

（朱光斗）

预防保健篇

◆ 白癜风患者会产生心理障碍吗?

◆ 白癜风患者需要进行心理咨询吗?

◆ 白癜风患者的不良情绪如何控制?

◆ 白癜风患者如何正确看待自己的疾病?

◆ 家中有人患白癜风该怎么办?

◆ ……

白癜风患者会产生心理障碍吗?

前面已介绍有关的精神因素，诸如精神创伤、用脑过度、思想紧张等会诱发白癜风，而患了白癜风之后又会引发多种心理上的问题。一个人的外表对人的性格、品性与人格会有很大的影响。白癜风主要影响人的性格，对突发的容貌上的变化会产生巨大的心理压力，表现为不愿与亲朋好友及同学交往，回避社交活动，惧怕被人知道自己患了白癜风，有种被歧视感与自卑感。如果情感长期处于压抑状态，特别是有自卑感的未婚女性，会进一步形成悲观与失望的心态，加上对白癜风的发生、发展与转归了解不多，一旦经过几次用药未获明显疗效，就会更灰心丧气，甚至产生轻生厌世的念头，而这些又将反过来影响白癜风的治疗效果。因此，可以说白癜风是一种心身疾病，值得引起人们的重视。

（朱光斗）

白癜风患者需要进行心理咨询吗?

我们曾对白癜风患者进行过心理调查，证实心理咨询可以帮助人们应对白癜风。白癜风的出现会影响患者的情感、心理，进而给他的工作和社交关系带来困难。患白癜风的人会面临很大的精神压力，尤其是当白斑出现在一些特殊的地方，譬如脸、手、胳膊、脚、生殖器等。患白癜风的人会感到窘迫、害羞，担心别人的反应。而这些消极因素将通过内分泌作用，影响到整个机体的免疫防御功能，白斑更易于发展、扩散，给治疗带来更大的困难。此外心情过度紧张还会使机体分泌过量的肾上腺素，肾上腺素对黑素代谢起着阻抑作用。精神创伤、用脑过度、思想紧张等会诱发白癜风，而患了白癜风之后又会引发多种心理上的问题。对于白癜风的治疗，在药物治疗的基础上，加强综合性心理治疗十分重要。

（孙　越）

白癜风患者的不良情绪如何控制？

白癜风多发于暴露部位，特别是头面部的白斑，严重影响人们的外观，一般无自觉不适，但对患者的心理造成严重影响，对白癜风产生的不良情绪可以这样调节：

（1）意识调节：人的意识能够调节情绪的发生和强度，一般来说白癜风患者若能清楚意识到引起自己情绪波动的根源，就能更有效地调节自己的情绪。

（2）语言调节：语言是影响人的情绪体验与表现的强有力工具，通过语言可以引起或抑制情绪反应，白癜风并不是不治之症，是可以治疗的病，而且不少患者可以完全治愈，多数患者也有不同程度的好转，极少数患者疗效差，接受治疗比放弃治疗总是要好。用这些现实的语言来控制与调节患者的情绪。

（3）注意转移：把注意力从消极情绪上转移到其他方面去，协调的工作、幽默的语言、恰如其分的玩笑、与同事相处十分融洽的环境等对病变的停止发展和治疗均有积极的意义。

（4）行为转移：把情绪化为行动的力量，即把低落的情绪转变为从事科学、文化、学习、工作、艺术包括习字、画画、体育的力量。

（5）释放法：让患者把有意见的、不公平的、令人义愤的事情坦率地说出来，以消不快之气或者面对沙包或人头偶像猛击几拳，从而达到松弛神经功能的目的。

（6）自我控制：开展太极拳类体育活动，用自我调控法控制情绪，用心理过程来影响生理过程，从而达到松弛入静的效果，以此解除紧张和焦虑等不良情绪。

（孙　越）

白癜风患者如何正确看待自己的疾病？

白癜风是一种影响美容的疾病，患者应正确对待自己，需要做到：①配合医师进行治疗，树立战胜疾病的信心，相信通过医师与患者之间的共同努力，借助医学发展成果，白癜风是能治愈的。②有耐心。白癜风是一种慢性病，色素再生、恢复有一个过程，故而不是一朝一夕就会出现治疗效果的，一定要按疗程服药、涂药，不能操之过急。③对治疗用药要持之以恒，即所谓恒心，不应受工作、学习等因素影响而忘记服药或涂药。白癜风患者一定要具备这"三心"，信心、耐心和恒心三者缺一不可。④保持头脑清醒，不要病急乱投医，对一些报纸、杂志、网络等新闻传媒刊登的有关报道内容要有分辨分析能力，更不能轻信那些马路广告，以免既花费了钱财、消耗了精力，又浪费了时间、贻误了治疗，从而致使病情加重，给正规治疗增添了困难。

（朱光斗）

家中有人患白癜风该怎么办？

白癜风是常见而又公认的难治病，即使治疗有效，其疗程也较长，不少患者由于贻误治疗或用药不当还常使白斑渐趋发展，影响了治病的信心，加重了焦虑与恐惧心理。不少家属，特别是家长，对自己患有白癜风的子女也表现出极度不安与忧虑，这种情绪反过来又在相当程度上影响了患者治病的信心。因此，患者自身应对本病有所认识，并能正确对待；作为患者的家属，应从积极的方面给予关心、安慰与引导，在体谅患者心理创伤和精神痛苦的基础上，鼓励患者解除久郁成疾的心理负荷，切忌自觉或不自觉地给患者带来任何不良刺激，要使患者感到家庭的温暖和亲人的关怀，以期更好地配合医生进行治疗。

（朱光斗）

多吃维生素C对白癜风患者的康复有帮助吗？

维生素C（抗坏血酸）是人们熟悉的药物，主要用于补充缺乏维生素C，防治感冒、作为抗氧化剂以及配合其他治疗应用于多种疾病，广泛应用于治疗与保健。从目前情况看维生素C的应用有越来越广、用量越来越大的趋势。但是长期大剂量应用可能出现一些较重的不良反应，如高尿酸血症，诱发痛风性关节炎或肾结石，如若突然停药可以出现坏血病症状等，我们曾经发现过由于过量服用维生素C发生白癜风的患者。应指出，不少白癜风患者也在大量服用维生素C，甚至有些医师也采用维生素C治疗白癜风。那么维生素C是否可以用来治疗白癜风呢？维生素C治疗白癜风不但无益反而有害。因为在黑素的代谢过程中，酪氨酸在酪氨酸酶的作用下形成多巴，接着多巴进一步氧化成多巴醌，在这一反应中如果加入维生素C，则将已经形成的多巴醌又还原成多巴。也即维生素C阻止了多巴醌氧化成多巴色素而中断黑色素的合成，从而阻止了病变处黑色素再生。再者，服用维生素C既会影响肠道吸收铜离子，又能降低血中血清铜氧化酶（铜蓝蛋白，一种含铜的蛋白质）的含量，从而影响酪氨酸酶（一种以铜离子为辅基的酶）活性，阻碍黑色素的生物合成。因此，白癜风患者应尽量避免服用维生素C，特别是大剂量服用。

（朱光斗）

白癜风患者要忌口吗？

白癜风患者除了积极地配合医师进行治疗外，如能科学地调整饮食，注意生活起居，将有助于提高治疗效果。

忌口是个重要环节。前面已介绍了白癜风患者服用维生素C是无益而有害的，因此对富含维生素C的食物，如鲜橘、柚子、鲜枣、山楂、樱桃、猕猴桃、草莓和杨梅等应尽量不吃或少吃。日常生活经验也表明，过酸、过辣的食物，以及鸡肉、羊肉、虾、蟹等所谓"热性食物"或"发物"也可能影响病情与治疗效果，不利于疾病的恢复，应加以注意。

（朱光斗）

白癜风患者能进食水果吗？

白癜风患者能进食水果，但要避免摄入维生素C含量过高的水果。因为过量维生素C可阻碍肠道对铜、锌离子的吸收，酪氨酸酶在缺乏铜、锌元素时，酶的活性会降低而不能合成黑色素。富含维生素C的水果为橘子、猕猴桃、山楂、草莓、鲜枣、西红柿、沙棘（汁）、葡萄、鲜栗子、芒果等。而维生素C含量低的水果为哈密瓜、巴梨、石榴、枇杷、荸荠、西瓜、李子、苹果、甘蔗等。白癜风患者需要不吃或尽量少吃那些富含维生素C的水果就可以，对某些加工后的酸性水果也可以吃，如番茄沙司、山楂脯等。

（孙　越）

白癜风患者的饮食原则有哪些？

白癜风患者的饮食原则归纳有3点：①不要刻意补充维生素C：包括过多食用富含维生素C的水果及果汁，服用保健性果味维生素C片等。②饮食宜清淡，过酸过辣的食物也要加以注意。③患者应多食富含酪氨酸与矿物质的食物，如瘦肉、蛋类、动物内脏（肝、肾等）、牛奶、新鲜蔬菜、各种豆类及其制品、花生、黑芝麻和核桃等坚果类，以及一些黑色食物如黑米、黑豆等，还有牡蛎、螺蛳、蛤蜊、蛏等贝壳类。

（朱光斗）

哪些食疗方法有助于白癜风的康复？

（1）潼蒺藜60g，研细末，鲜猪肝爆炒，蘸药末食之。

（2）黑芝麻60g、猪肝1具，食盐少许。黑芝麻炒熟研成细末备用，猪肝洗净，放锅中加水、待煮至用筷子扎猪肝不出血为度，捞出切薄片，用猪肝蘸黑芝麻末食之。每日1次。

（3）无花果实内服，每次2~3个生吃；或取鲜无花果叶榨汁外涂白斑处，每日2~3次，配合日晒。有光敏反应者应减量，并减少日晒时间与次数，或暂停使用，待炎症消退后，再从少量开始服用。

（4）鲜马齿苋适量，洗净，切碎，与米适量同煮粥吃；亦可用鲜马齿苋适量、洗净、切碎，加适量食盐、味精煮菜吃；或取鲜马齿苋打烂取汁，外涂白斑处，并配合日晒。

（5）首蓿芽100g，面粉500g、发酵粉适量，同放盒内，加水适量制成馒头，蒸熟后食之。每日2次，代主食。

（6）花生仁15g，红花1.5g，女贞子15g，冰糖30g。将女贞子打碎，与花生仁、红花及冰糖加水煮汤代茶饮，并吃花生仁。每天1剂。有活血养血，润肺补脾功效。

（7）胡桃仁500g，黑芝麻300g。分别放入小石磨中，边倒边磨，磨成泥状，混匀，贮存备用。每次取50g，均匀倒入有400ml豆浆的锅中，煮沸后加入适量白糖，每日早晚各服1碗，常服。有温补肺肾、补气养血和祛风的功效。

（8）柴胡50g，郁金100g，生蒲黄120g，白芷150g，桔梗50g，牛膝150g，白蒺藜150g，自然铜300g，补骨脂100g，益母草120g，八月札200g，同置锅中，加适量水浸泡发透，再加热煮煎。煮沸20分钟后取煎液1次，加水再煮，共取煎液3次。合并3次煎液，先用大火，后用小火将煎液浓缩。待煎液稠黏如膏时，加适量蜂蜜调匀，再加热至沸，停火。冷却后装瓶备用。早晚各服1汤匙，以沸水冲化饮用。

（朱光斗）

经常使用铜制食具、餐具等物对白癜风康复有帮助吗？

从实验室检查结果来看，白癜风患者血中和白斑组织中的铜或铜蓝蛋白含量常明显低于正常人。而铜含量的减少又直接影响酪氨酸酶活性，从而使黑色素的合成减少，严重时皮肤发生白变，故有用含铜的药物来治疗白癜风的报道。但这种硫酸铜疗法疗程既长，毒性反应又大，不但经口、经静脉途径给药可引起中毒，而且还可通过皮肤涂药、湿敷等治疗方法经皮肤吸收引起中毒，发生溶血、肝肾损害等病变，因此不宜轻易使用，必要时一定要在医师的严密观察下谨慎应用。因此患者在日常生活中可以摄食一些含铜的食物，多用一些铜勺、铜壶等铜器餐具来补充些铜。当然这仅是白癜风的一种辅助治疗而已。

（朱光斗）

偏食对白癜风有何影响？

黑色素的合成必须有酪氨酸与酪氨酸酶两种基本物质。酪氨酸的来源有两个途径，一种是从食物中摄取，经胃肠消化吸收入体；另一种是由体内某些必需氨基酸转化而来。因此，在日常生活中要注意科学的饮食调理，注意各种食物的合理搭配，以保证营养。偏食则会造成食品搭配失调、营养偏差，有可能导致合成黑色素的必需物质相对缺乏，故而偏食是一种不良的饮食习惯，应注意纠正。

（朱光斗）

白癜风患者能否结婚、生育？

白癜风病变特征的标记明显，容易引起人们的注意，特别是在科学不发达的地区常遭受一些人的非议，甚至在社会上受到歧视。加上本病患者多数是年轻人，因此白癜风患者能否婚育，以及会不会传给下一代是每个白癜风患者及其家属迫切想了解的问题。我们也常遇到这种情况，热恋中的青年男女，一旦发现对方患白癜风，爱情之火就会迅速熄灭。这里固然有个人的原因，但也有不少是屈服于家庭和亲友的压力。他们认为白癜风患者的后代必定也患白癜风。其实，这是对白癜风发病原因了解不全面所造成的一种误解。

前文已介绍，白癜风的病因与发病机制至今尚未完全明确。虽有研究认为白癜风有一定的遗传背景，但从遗传角度看，这仅是白癜风发病的一个因素，环境因素（包括生活方式、工作、学习环境、饮食习惯，精神状态及空气、水源等）也起着重要的作用。一般必须在遗传因素和环境因素都具备的条件下才会发病。因此，即使已存在遗传因素，只要杜绝环境因素的影响，也可能不发病，何况遗传因素又因人而异。据有关报道，仅有3%~17.2%患者家族成员伴发白癜风，上下代直系亲属均发病者更为少见。由此可见，白癜风遗传给下一代的机会不如其他某些遗传性疾病来得多，因此白癜风患者是可以婚育的，但在择偶时尽量不找白癜风患者；另一方面就白癜风患者的子女而言，应尽早注意自己的饮食习惯（如不偏食等）、生活方式与劳逸结合，避免曝晒、精神刺激、发怒或激动，保持或建立乐观的情绪、开朗的性格，适当参加体育锻炼，以期减少发病乃至不发病。

（朱光斗）

患者家族有白癜风病史，其本人的白癜风能不能治好？

为了比较家族成员中有白癜风的病例与无白癜风的病例对药物的治疗效果，有人以同一治疗药物分两组进行观察，结果两组患者对多种药物的疗效没有明显的差别。这说明白癜风的治疗效果与其家庭成员中有无白癜风患者之间没有明显的关系。我们曾医治过姐弟俩同患白癜风的患者，姐姐先于弟弟3年得病；姐姐病后2年开始接受治疗，经约15个月的治疗才治愈，弟弟则在病后2周即求医，不到2个月就治愈。这再次表明家族成员中有白癜风的患者，只要及时医治、合理用药、耐心治疗也是能治好的，通常接受治疗愈早见效愈快、疗效愈好。

（朱光斗）

所有白癜风患者都能治愈吗？

白癜风是慢性病，这种病难治而又有碍美容，故患者求医心切。社会上有些人为了迎合白癜风患者的这种心理状态，在街头小巷张贴治疗白癜风的广告，有的说有祖传秘方能包治好白癜风，有的说本人是归国人员能治好白癜风等。这些人到底有没有治疗白癜风的绝招呢？真能包治好白癜风吗？迄今为止，完全型白斑尚不能通过外用药或内服药治愈。再从他们所使用的药物来看，多半是一些刺激性很大的药物，其中不少还对皮肤有刺激、腐蚀作用。我们曾见到一位25岁的男性白癜风患者，双前臂白斑处涂用所谓的特效药后，局部皮肤红肿、起疱、溃烂、结痂，不但白斑没有治好，而且反而增添了新的皮损。因此，我们奉劝一些求医心切的白癜风患者，千万不要有病乱投医。全国各地医疗单位在白癜风的治疗方面都有一些成功的经验，如果患者能及时就医，并积极、耐心地配合医师进行治疗，在治疗中又能持之以恒，一般是能取得较好的治疗效果的。

（朱光斗）

白癜风患者可以外出旅游吗？

回答是肯定的。旅游可以饱览祖国的大好江山，放松身心，陶冶情操。此外，也是接受日光浴的一个好机会。不少白癜风患者在旅途中兼顾治疗，当他们返回后随着肤色的加深，白斑也明显好转甚至消失。为使病情能朝好的方向转化，患者在旅途中要做到：①避免阳光曝晒。②注意休息，要有足够的睡眠时间。③不要过度疲劳，不要过度消耗体力。④注意营养。食谱要宽，不要偏食。

（朱光斗）

白癜风治好后会不会复发？

白癜风的可能发病原因之一是免疫功能失调，在部分患者血中可测出多种抗体，因此有人强调白癜风是一种自身免疫疾病。自身免疫病的特点之一就是病程缓慢、迁延，病情容易反复，愈后复发倾向明显。这些现象在白癜风中也时常见到，因此复发现象在白癜风中是客观存在的。据国内外有关报道及我们自己的统计资料，白癜风的复发率在20%~50%之间，多在治愈2~15个月内复发。复发的白斑可在原先治愈的白斑处或其邻近皮肤上，也可在远离原先白斑的部位；复发的白斑可能仅1~2片，也可能有很多片，多为少数几片，并陆续增多、扩大。

（朱光斗）

复发的白斑能不能再次治好？

根据我们的治疗经验，复发的白癜风经过及时、正确的用药治疗之后，大多数是能再次治好的。再次治愈所需要的时间因人而异，有的很快，比原先治好白斑所需要的治疗时间短，但多数患者再治疗的时间要更长些。影响再治疗的因素是多方面的，若能找到复发的因素，配合及时正确的治疗是能缩短疗程的。

（朱光斗）

为何白癜风患者不能中止治疗或放弃治疗？

不少白癜风患者，特别是一些病程较长、皮损位于被衣服遮盖的非暴露部位、进入冬季后不再发展的白癜风患者，他们自认为白癜风在冬季不会发展而自行中止治疗。实际上这是他们的一种错觉。冬季因受阳光照射少，正常皮肤的颜色变淡，与白斑的色差减小，易被误认为白斑的好转；到了春末夏初，阳光的照射强了，接受阳光照射的机会也多了，随着正常皮肤颜色加深，其与白斑之间的色差也加大，加之天热少穿衣，易使原被衣服遮蔽的白斑裸露，这又易被误认为病情加重了。因此，入冬随意中断治疗的做法是不妥当的，会贻误在形态上或功能上受损的黑素细胞的恢复，可能使之发展成完全型白斑，也可能使白斑越发越多，增加治疗的难度。正确的做法是治疗不受季节因素影响，无论春夏还是秋冬都应接受治疗，而且应持之以恒，不要随便中止治疗或放弃治疗。

（朱光斗）

白癜风患者如何进行自我保健？

白癜风患者应积极参与自我保健运动，以增强体质、放松身心、提高药物的治疗效果。

（1）白癜风是一种心身疾病，患者对于自己的病要抱有正确的态度，保持清醒的头脑，密切配合医护人员，下定决心，树立信心，持以耐心，坚以恒心，保证足够疗程，不要半途而废。患者不能轻信游医和马路广告，以免既花费了钱财，消耗了精力，又浪费了时间，延误了治疗的最佳时期。

（2）减少污染食品的摄入，纠正偏食，坚持正餐，制定科学的膳食食谱，保持全营养素的供应这对青少年患者尤为重要。

（3）保持良好的生活环境，建立良好的起居规律，避免机体生物钟紊乱、神经内分泌失调。劳逸结合，避免过度劳累。

（4）注意外界环境污染，减少有害物质的接触与吸入。

（5）消除烦恼与忧愁，保持乐观情绪，是白癜风防病治病最重要的因素。其中包括：①发挥主观积极因素，增强心理承受能力。②不符合客观的事不想，办不到的事不做。

（6）保护皮肤避免损伤（机械性、物理性、化学性），找出诱因避免病情复发或加重。

（孙　越）

白癜风患者如何正确使用遮光剂？

白癜风是一种黑素细胞缺失性皮肤病，由于皮损区不含能吸收紫外线的黑素颗粒，故缺乏对紫外线的防护作用而容易被晒伤，尤其是面部、颈部和四肢等暴露部位白斑，长期被紫外线照射还容易诱发皮肤癌。此外，白斑周围正常皮肤黑素颗粒被紫外线照射后颜色加深，使白斑颜色与周围肤色反差加大，更加影响外貌美观。因此，白癜风患者在接受长波紫外线（UVA）、中波紫外线（UVB）或光化学疗法（PUVA）治疗后和紫外线强烈的夏秋季节，应采取防护措施，保护白斑处皮肤不受紫外线损伤。

遮光剂是一种可以吸收紫外线和防止紫外线穿透皮肤的化学合成剂，能有效防止紫外线对皮肤的损伤。根据吸收光谱的不同分为中波紫外线（UVB）遮光剂、长波紫外线（UVA）遮光剂和广谱紫外线遮光剂。一般以防晒指数来衡量和制定其对紫外线的吸收度和防止紫外线穿透皮肤能力的强弱。SPF值为20的遮光剂能吸收阳光中50%的中波紫外线；SPF值为25的遮光剂能吸收和反射阳光中96%的中波紫外线；SPF值为50的遮光剂能吸收阳光中98%的中波紫外线，完全可以阻挡中波紫外线损伤皮肤。PA为表示遮光剂主要能吸收阳光中长波紫外线。通常情况下，PA的强度用+来表示，多一个+表示有效防护时间延长。具体为：PA+的有效防护时间大约为4小时。PA++为有效防护时间大约为8小时。PA+++超强防护。白癜风患者在室外进行活动时，暴露部位应涂搽SPF为20~25，PA++的遮光剂；进行长波紫外线或中波紫外线照射治疗后，应涂搽SPF值和PA较大的遮光剂。

（孙　越）

白癜风患者能否染发？

白癜风患者应该避免使用头发染色剂或者漂白剂。一些患者对这些产品非常敏感，可能会导致白斑的进一步扩展，因为里面含有的苯酚及其衍生物会损伤黑素细胞，促使白斑的发展，这些物质还会导致白癜风病情加重。一些天然植物的染发颜料因为不含有苯酚及其衍生物，可以安全使用。如有具体问题，还需咨询皮肤科医生。

（孙　越）

白癜风患者如何向别人说明这种病？

得了白癜风病并不可怕，这种病对身体的生理功能没什么影响，也不要因为得了白癜风而害怕告诉别人，告诉他们这只是黑素细胞出了问题。白癜风是不传染的。以前很多人对白癜风存在偏见，现在随着医疗知识的普及，越来越多的人知道了相关的一些情况，不会再歧视患白癜风的患者。

我们建议患者应该坦诚地向人们解释白癜风只是一种可能与多种因素有关的自身免疫性疾病，它只是在皮肤上出现白斑，一般对身体其他脏器没有伤害，大多没有痛痒的感觉，也不会传染。社会各界人士均可能患白癜风，其中既有明星和知名人士，也有默默无闻的普通百姓，既有干部和各级领导，也有工薪阶层的群众。另外还要告诉人们，随着科技的发展，医学科学也会不断发展的，白癜风问题也终有一天会得到解决。当人们理解了白癜风和其他的一些疾病其实是一样的时候，就不会再排斥了。最后，患者要尝试保持一种正常的生活方式，不要刻意地避开社会交往和聚会。

（孙越）

白癜风患者能否游泳？

游泳可以增强体质，放松心情，忘记烦恼与忧愁，室外游泳又可以使人体接受比平时多的阳光照射。因而对于白癜风患者来说游泳可以起到强身治病的作用，可谓"鱼与熊掌皆得"。不少患者经过一段时间游泳，白斑明显缩小了。但游泳时应注意以下几点：避免阳光曝晒，必要时涂抹防晒产品；不要过度消耗体力；注意安全。

（孙越）

白癜风患者要补充 β-胡萝卜素吗？

各类维生素均是参与机体生理功能不可缺少的营养物质，一旦缺乏会发生许多疾病，如维生素C缺乏引起坏血病；维生素B_1缺乏引起脚气病；维生素B_2缺乏引起黏膜病；维生素B_6、维生素B_{12}、叶酸缺乏引起贫血。有很多医生给白癜风患者补充维生素。一些研究表明，白癜风患者的体内叶酸、维生素B_{12}的水平比正常人要低一些。所以，补充叶酸和维生素B_{12}可以帮助这些患者恢复正常的肤色。还有建议配合日晒，3~6个月后会有相当数量的色素区域产生。但我们的研究就此方面没有得到特别的证实。同样关于补充β－胡萝卜素也没有相关报道，β－胡萝卜素是一种强力的抗氧化剂，也是类胡萝卜素家族中的主导成员。类胡萝卜素共600种左右，是深绿叶蔬菜及黄、橙色蔬果的成分。β－胡萝卜素异于此家族其他成员之处为，它是维生素A的前身，亦即只要人体需要，它就会转变为维生素A。有研究表明高剂量的β－胡萝卜素会减少人们对太阳的敏感度，尤其对那些由于被太阳曝晒而引起皮肤病的患者。我们建议在治疗期间需结合日晒的白癜风患者暂不要补充β－胡萝卜素，这样有利于色素岛出现，在皮肤有可能受到紫外线过度伤害的情况下（旅游、室外游泳、户外工作等）可以适当服用。

（孙　越）

哪些措施可以预防或减少白癜风的复发？

白癜风病因复杂，治疗困难，严重影响患者的生活质量，对本病的预防目前还未普遍被人们所重视，发病前人们也不知道应该怎么预防。普及预防知识做到有病早治，未病先防，对降低发病率非常重要。

（1）避免环境、食品污染对人体的损害：

人口的迅速增长与工业的快速发展，使生态环境受到了不同程度的破坏，各种污染物给人类的健康造成了一定影响。对于白癜风患者及易感人群，应采取一些有效的自我防护措施，避免或减少有害物对机体的损伤。

①减少有害物的接触：尽量减少接触化工原料，特别是酚类化合物、油漆涂料、重金属盐类等有害物质。经常性接触的工作人员，要做好劳动

防护措施。房屋装修要按国家规定标准选材，装修完工后最好通风3个月以上再居住，入住后也要保持经常性通风，有条件应做环保监测。

②减少自呼吸道吸入的有害物质：不在马路或烟雾大的场所做剧烈运动，如跑步、练功等活动。

③减少有害食物的摄入：蔬菜水果食前要反复冲洗，如时间允许，洗后再以净水浸泡15~30分钟，再冲洗食用，以减少农药等有害残留物。儿童食用水果应洗后削皮，不食用重金属盐超标食品，如用铅容器加工的爆米花类。

④减少紫外光的辐射：长时间暴露在强光下应采取防晒措施。经我们临床中观察，旅游、海浴后不但发病者多，而且皮损更趋顽固，难以治愈。长时间户外活动应尽量避免阳光的直射，可遮掩或涂防晒霜。

（2）纠正偏食，养成良好的饮食习惯，做到合理膳食与营养平衡：

注重饮食营养，制定科学的膳食食谱和养成良好的饮食习惯对本病的预防和治疗具有重要意义。黑色素的合成必须有酪氨酸与酪氨酸酶两种基本物质。酪氨酸的来源有两个途径，一是从食物中摄取，经胃肠道消化吸收入体；另一种是由体内某些必需氨基酸转化而来。酪氨酸酶虽然在细胞内合成，但与其活性有关的铜、锌等金属也是从各中食物中摄取的。因此长期偏食会造成食品搭配失调、营养偏差，有可能导致合成黑素的必需物质相对缺乏。

我们日常所用食物达数十种至数百种，不同食物所含营养素的种类有较大差别，如米、面富含淀粉；大豆富含植物蛋白；动物性食品含动物蛋白及脂肪；蔬菜水果含果糖、纤维素和多种维生素；B族维生素在米麦外层中含量最高；西红柿、柑橘等酸类水果维生素C含量较多；各类食物虽然均含有不等量微量元素，但以菌类、干菜及黑色食物含量较高。我们应该根据白癜风的特点合理搭配膳食和营养，多食用有利于黑色素合成的各种物质，少食用维生素C含量高的不利于疾病的物质。

（3）加强自身修养，保持乐观情绪：

人们在生活和工作中会经常遇到一些坎坷和不愉快的事情，给心理和精神上造成压力，如不及时进行化解，即会造成机体生理功能紊乱而导致许多疾病的发生。白癜风的发病与病情的加重与精神因素有着密切的关系。白癜风发病前很多患者都有精神抑郁、情绪低落，压力大等情况。而白癜风患者在患病后由于心理压力大，思想负担重往往又使病情加重。这种"因郁致病"及"因病致郁"的恶性循环使得白癜风的治疗尤其困难。因此，白癜风患者要保持乐观的情绪和积极的生活态度。在生活和工作中要适时调整自己的心态，克制异常的情感反应，提高自己对环境的应变能力。

（伍洲炜）

婴儿身上出现白斑，家长该怎么办？

出现这种情况时千万不要过于着急，作为孩子的父母可以先行判断一下：白癜风白斑大多呈纯白色，大小不一，边缘清楚，经常对称出现。这种白斑上没有鳞屑。而且白癜风白斑经阳光照射后易变红。最后调查一下家族内是否有白癜风家族史。婴儿身上有白斑不一定就是白癜风，也可能是其他脱色素性疾病如无色素痣（胎记），不要太担心，去医院请专科医生看一下，如果一时确诊不了，应该随访并注意跟踪观察一段时间。

（孙　越）

白癜风患者平时要慎用哪些药物？

白癜风是一种慢性、顽固性、难治性疾病。临床上有很多药物对于治疗白癜风疗效确切，但由于需要长时间治疗，会产生一定的不良反应，因此在治疗过程中应在医生的指导下谨慎使用。

（1）慎用大剂量皮质类固醇激素类药物，如泼尼松等。这种药物治疗白癜风效果确切，而且见效快、使用方便。皮质类固醇激素对于控制快速发展的白斑有很好的效果。因此有的患者为了一味追求见效快，自行使用大剂量皮质类固醇激素进行治疗。这些患者在长期使用大剂量皮质类固醇激素后往往出现大量的不良反应，而且一旦停药后可能会产生严重的反跳现象，使白斑迅速扩大，病情加重，更难治愈。通过长期的临床实践证实，长期大剂量皮质类固醇激素治疗弊大于利，会对机体肾上腺皮质功能产生抑制作用，产生很大的不良反应，包括痤疮、酒渣鼻、青光眼、皮肤出现条纹及萎缩、紫癜、细菌及真菌感染，并可加重胃及十二指肠溃疡、高血压、糖尿病等。更严重者可使肾上腺皮质分泌功能受到抑制而发生萎缩。另外，婴幼儿及处在发育中的青少年若长期使用大剂量激素治疗还会影响这些患儿的生长发育。

（2）慎用抗肿瘤药物。抗肿瘤药物通常有较大的不良反应。临床上用于治疗白癜风病的药物是氮芥类药物，该药用久后，容易引起皮肤萎缩、老化。另外，此类药物局部反应强烈，常因其光敏反应而使白斑扩大、蔓延的情况并不少见，故只宜用于稳定期与好转期白斑，进展期白斑应慎用。

（3）慎用铜制剂。从实验室检查结果来看，白癜风患者血中和白斑组织中的铜或铜蓝蛋白含量明显低于正常人。而铜离子为酪氨酸酶的重要辅基，与酪氨酸酶活性密切相关，故有用含铜的药物治疗本病。但是，直接使用硫酸铜溶液口服或注射的疗法毒性反应大，可引起中毒。曾有报道使用硫酸铜溶液静脉注射治疗白癜风而发生死亡病例的情况，故不宜采用。为了安全起见，患者在日常生活中不妨摄食一些含铜食物，多用一些铜制的餐饮用具来补充铜。

（伍洲炜）

哪些微量元素与白癜风关系密切？

白癜风的发病与体内一些必需的微量元素不足或缺乏有关。很早就认为白癜风患者皮肤色素的脱失是由于体内铜元素缺乏造成的。此后人们还相继研究了白癜风患者的锌、铁、钴、硒等微量元素水平，这些都试图从不同的侧面阐述白癜风的发病机制。但是，从目前已知的白癜风病因看，有研究表明少年白发与从食物中铜摄入量不足有关。除遗传性家族性少年白发外，地区流行者常与水土成分有关：饮用水及食物中含铜量低，或环境受污染致铜的竞争性拮抗元素进入机体而影响铜的吸收和利用。有研究发现发铜含量的规律，发中铜含量黑发高于白发，女性高于男性。另有研究表明白癜风患者血清及皮损中硒含量显著降低，说明患者处在缺硒状态。有人还检测白癜风患者发钴含量，发现发钴含量低下，有随病情越重、病程越迁延越低下的倾向。不过患者体内微量元素的异常不是白癜风发病的主要原因。

（孙　越）

微量元素对黑色素代谢有何影响？

（1）铜：白癜风患者体内铜含量较低。血清铜几乎全部与血浆蛋白结合称铜蓝蛋白或血清铜氧化酶。铜缺乏影响到这些含铜酶的不足，如酪氨酸酶是黑素合成的关键酶，当其活性降低必会影响黑素代谢。因此，该酶在皮肤色素的形成中起着重要作用。体内铜含量不足，多由于铜在消化道吸收发生障碍所致。

（2）锌：一般认为白癜风患者血清锌值较正常人对照组低。有研究表明黑素体内锌含量高，说明锌对黑素合成起到重要作用。提示在白癜风治疗过程中除应注意补充富含酪氨酸的食品，还应注意铜锌元素的补充。有研究指出锌与铜有对抗性作用，当锌含量过高则可引起铜的缺乏，出现白斑病。这是因为大量的锌摄入，抑制机体对铜的吸收，而铜对锌吸收影响不大。各种元素在体内的相互作用远比单纯的化学反应复杂。在生物体中能与锌相互作用的元素有铁、铜、铬、镁、钙、磷、钴、锡等，这种相互作用对这些元素吸收的影响尤为显著。

（3）硒：硒是一种强抗氧化剂，对机体的免疫力和杀菌力有促进作用，是保持机体健康的必需元素之一。研究表明硒是谷胱甘肽过氧化酶的重要组成部分，谷胱甘肽过氧化酶能阻止细胞膜脂质过氧化的破坏，清除过剩氧自由基，起到保护细胞膜免遭损害、稳定细胞形态作用。当硒缺乏时谷胱甘肽过氧化酶活性降低，引起细胞膜脂质过氧化加强，自由基和半醌游基、毒性黑素前身物质增多，作用于黑素细胞并使其受损，由此而易诱发白癜风。

（4）钴：有认为微量元素铜、钴、硒在白癜风发病过程中充当重要角色，尤其在酪氨酸氧化为多巴（DOPA）过程中。钴主要参与核酸蛋白质的合成、解毒及促进其他元素的吸收，它常以维生素 B_{12} 的形式发挥作用。当缺钴后，核酸蛋白质的合成过程受到影响，易造成黑色素合成代谢受阻。

（5）氟：氟是人体必需的微量元素，适量的氟维持机体正常的钙磷代谢，促进人体的生长发育和个体繁殖。实验表明高氟可导致人体中铜元素的缺乏，由于铜的缺乏或不足而影响体内20多种含铜酶的组成和活化，如酪氨酸酶形成不足，酪氨酸经酪氨酸酶单氧合作用转变为多巴的过程受阻，因而由多巴转变为黑色素减少，使皮肤、毛发脱色。

（孙　越）

哪些食物富含铜、锌、硒、钴等微量元素？

（1）含铜元素较多的食物：精制食品如精制面、精米等可使谷物外皮中大量有用微量元素丢失。据报道成人体内含铜量为80~120mg，我国参照美国推荐标准建议人体对铜需要量为成人每日1.5~3mg，一般膳食中含铜2~3mg，其中1mg左右可被吸收以满足正常人体需要。含铜量高的食物有：各种坚果（核桃、花生等）、黑豆、谷类、干菜、家禽及鱼肉等，贝壳类海产品以牡蛎含铜量最多，章鱼及墨鱼的黑囊中不仅酪氨酸含量丰富，而且铜含量也相当高。

（2）含锌元素较多的食物：据报道人体内含锌量为2~3g，成人每日约需摄入15mg，孕妇、哺乳期妇女20mg。含锌量较高的食物如瘦肉（猪肉、牛肉等）、禽蛋、豆类、麦芽等，以海牡蛎含锌最丰富，每100g牡蛎含锌量大于10mg。

（3）含硒元素较多的食物：据报道成人体内含硒量为14~21mg，每日需要摄入量，7岁以上人群约50μg。含硒较多的食物有青鱼、沙丁鱼、动物肾脏及肝脏、禽蛋、芝麻、麦芽、大蒜、啤酒酵母等。蛋类含硒量多于肉类，以100g食物中含硒量计，鹅蛋为33.6μg，鸭蛋为30.7μg，鸡蛋为23.6μg，猪肉为10.6μg等。一般植物性食物硒含量常受当地水土中硒含量高低的影响。

（4）含钴元素较多的食物：据报道人体内含钴量为1.1~1.5mg，钴在体内以维生素B_{12}的成分存在。钴是维生素B_{12}的重要组成部分，是维生素B_{12}活性部分，但是人体组织不能合成维生素B_{12}，而结肠中大肠杆菌可合成含钴的维生素B_{12}。成年人钴的每日需要量为0.03mg，含钴较多的食物以海产品及蜂蜜中最多，而动物肝脏（鸡、牛）、瘦肉、蟹肉、猪肾、禽蛋、鱼子等含量也高。

（5）含氟元素的食物：据报道成人体内含氟量为2.6g左右。成人氟的每日需要量为1.5~4mg。氟主要存在于水与茶叶中，而食物中氟含量很低。氟是骨骼及牙齿的组成部分。人体内氟含量过多既可导致牙齿氟化，使牙齿松脆、变黄、无光泽，又可影响胃肠道对碘的吸收，导致碘缺乏，影响甲状腺素的分泌。此外，高氟还可引发痤疮样皮疹。

（孙　越）

患白癜风的孕妇如何保健？

妊娠期妇女，身体要经受一系列生理功能的调整，这种生理变化直接影响母体的营养需要，并间接影响胎儿的正常发育。因此，妊娠期妇女的营养状况对母体的健康和胎儿的正常发育十分重要。白癜风患者由于机体有免疫、内分泌、代谢、神经等方面的异常，多种维生素和微量元素相对缺少，而且由于精神紧张导致心理负担增多、睡眠减少、机体耗能增加等，而妊娠期恰是机体对这些营养物质需求量增加的阶段。所以，妊娠期白癜风患者更要合理膳食、增加饮食量、避免过多忌口，并在医生的指导下，补充适量维生素和微量元素，如维生素B族、维生素AD、叶酸、铜、钙、锌、铁等。妊娠期患者，除合理膳食、加强营养外，还应禁用抗肿瘤药、免疫抑制剂、某些抗生素和进行光疗，慎用糖皮质激素类药物，避免应用刺激性较大的外用药等。

（孙　越）

白癜风患者如何自我调节与保护？

当发现自己身上有白色斑片时，若怀疑是白癜风时要注意下列情况：

（1）尽快到医院检查确诊，争取及时治疗，早日控制病情。通常病程短、面积小的白斑，治疗效果相对较好，绝大多数患者可以完全治愈。

（2）生活要有规律，避免经常处于紧张和焦虑的精神状态之中。千万不要自卑羞于见人。

（3）适当配合日晒，但切忌过度，以防晒伤。

（4）避免皮肤外伤，以免发生损伤部位出现白斑的所谓同形反应，使白斑扩大、增多。

（5）不可用美白或增白的化妆品。

（6）治疗期间配合饮食、精神心理疗法等综合疗法治疗。

（7）最重要的是患者应积极配合医生，持之以恒，坚持治疗。

（孙　越）

白癜风患者能晒太阳吗？

在日常生活中，人体皮肤的色泽不断受外界环境及季节变化等因素的影响，其中主要是阳光的照晒，故每当夏季来临，肤色就会逐渐加深。室外工作者，特别是从事农业、渔业及地质勘查等露天工作者的肤色要比一般人深得多，也是因为他们接触阳光的机会多，常受到阳光中紫外线照射的缘故。为什么紫外线能使肤色加深呢？原来在黑色素的代谢过程中，紫外线能激发合成黑色素是所必需的一种酶——酪氨酸酶的活性，并加速酪氨酸转变成多巴、多巴醌等，这样就促进了黑色素的代谢；同时紫外线又能抑制存在于皮肤中的称为疏基的物质，后者能抑制酪氨酸酶的活性，不利于黑色素的代谢。因此，常晒太阳能促进黑色素的生成，加速已形成的黑色素从黑色素细胞转移到表皮各层中去，使肤色加深，从而有利于白癜风的治疗。

白癜风在春、夏、秋、冬四季均可发生，但以春末至夏季较为多见，而且发病前大多有曝晒阳光的病史。因为在夏季阳光直射地面，照射强度大，曝晒之后易于引起皮肤炎症，导致黑色素细胞受损，失去产生黑色素的能力，于是就出现了脱色斑，这也造成相当一部分白癜风患者畏光如虎，担忧盛夏的到来。因此，白癜风患者应尽量避免强光曝晒，但却可酌情接受既能促进黑色素代谢，又不引起皮肤损伤的适量长波紫外线的照射。后者包括阳光和黑光灯等光源照射。换言之，白癜风患者应主动地、适度地配合日晒。日晒时间则随季节而调整，例如秋、冬、春初阳光斜照地面时宜选择中午前后，照晒的时间可以长一些；春末、夏季阳光直射地面，以上午、傍晚为宜，若选择中午时分则可隔着玻璃窗照射，照射的时间可以短一些，次数多一些，这样就可以减少强烈的阳光照射对皮肤的损伤，有利于发挥长波紫外线的治疗效果。

（朱光斗）